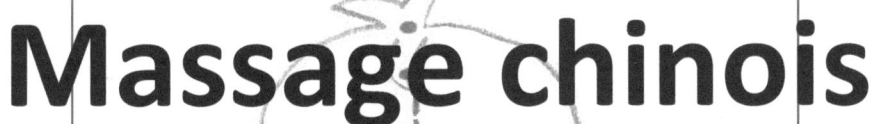

Massage chinois

pour les enfants

Ling-Ya Hsu

MASSAGE DES POINTS VITAUX

DU CORPS DE L'ENFANT

SELON LA MEDECINE CHINOISE

(où l'acupuncteur enfonce habituellement ses aiguilles)

Dr Tristan Cuniot

Responsable des enseignements en Médecine Chinoise
à l'Université Paris XIII

Hsu Ling-Ya

Chargée de cours à l'Université Paris XIII
Traductrice de l'ouvrage

Chiou Li-Min

Illustratrice de l'ouvrage

Taipei, Decembre 2012

Cette édition par : Hsu, Hui-juan
© Massage chinois pour les enfants, 2012
ISBN 978-2-810-62609-0

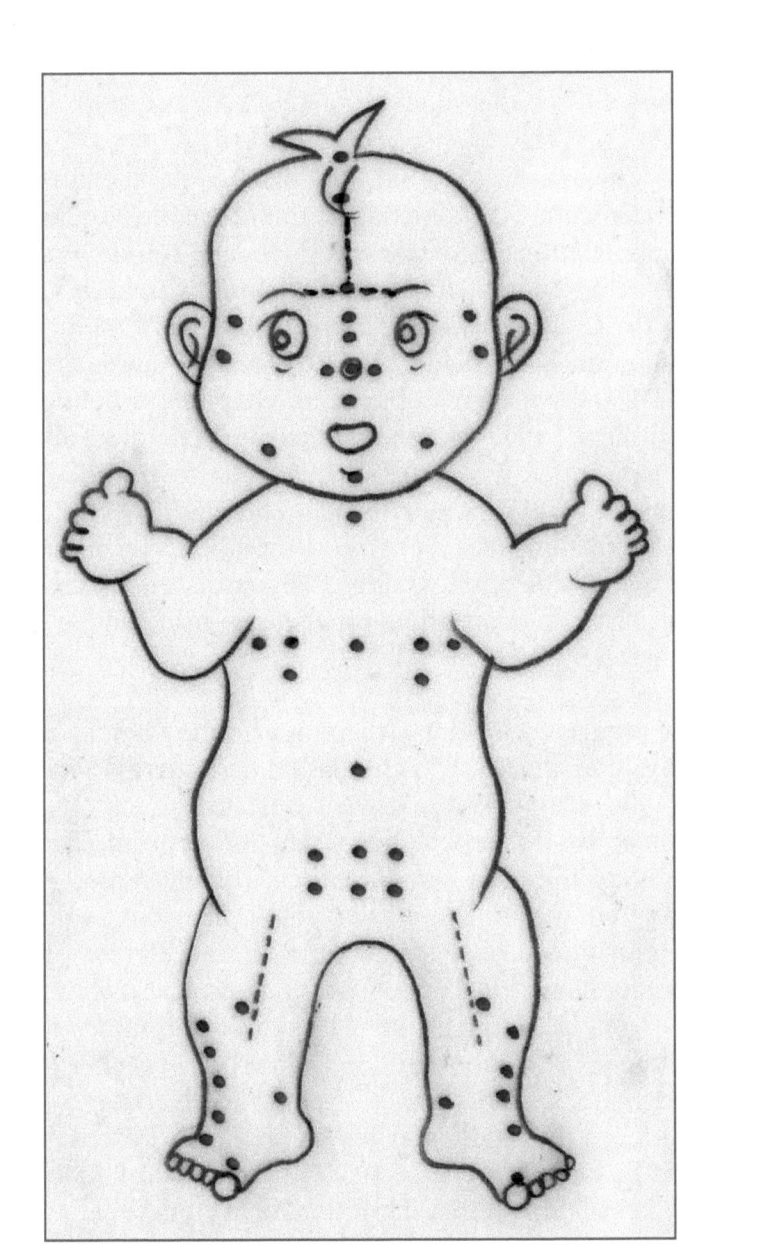

Avant-propos

Le massage est une méthode thérapeutique fondamentale de la médecine traditionnelle chinoise. L'application médicale du massage remonte en Chine à l'époque du Huangdi Neijing (*Classique de l'Interne de l'empereur Jaune*), document médical datant du Vème Siècle av. J.C. Dans cet ouvrage, la massothérapie fait l'objet d'un chapitre particulier, intitulé « Etude morphologique de l'énergie vitale et du sang ». Il y est dit : « les troubles émotifs ou mentaux du corps proviennent en règle générale de l'obstruction des *jingluo* (méridiens et leurs branches collatérales) dont l'engourdissement est à la source de la maladie ; on peut guérir le mal par le massage... ».

Le massage vise donc, par son effet de stimulation physique, à activer la circulation de l'énergie vitale et du sang, à désobstruer les méridiens et à assouplir les articulations. En provoquant dans l'organisme des modifications biophysiques et biochimiques qui activent la circulation lymphatique et sanguine, et accélèrent le métabolisme, il permet de chasser les œdèmes, d'éviter les extravasions de sang et d'éliminer les séquelles d'hémorragie (« éliminer les stases et les stagnations sanguines », selon le Neijing) ; il renforce les tendons et les os, augment l'élasticité des ligaments et exerce sur les nerfs l'action double de la sédation et de l'inhibition de la douleur.

Cette méthode thérapeutique de prévention, non douloureuse, économique et sans effet secondaire pour les enfants en particulier, a trouvé son application de perfectionnement progressif réalisé dans le traitement des maladies infantiles à l'époque des Ming (1368-1644). En 1601, sous la dynastie des Ming, les ouvrages comme Zhenjiu Dacheng (Compendium de l'acupuncture et de la moxibustion), achevé par Yang Jizhou, ou Youke Tuina Mishu (Secrets du massage pour enfants), écrit par Gong Yunlin, etc., exposent de façon systématique, la thérapeutique des maladies infantiles : manœuvres, points de massage, diagnostic et soins médicaux. L'observation des lignes digitales et son application clinique étaient réservées notamment aux médecins. Les œuvres de massage pour enfants écrits à cette époque apportent des précisions très détaillées.

Avec la large diffusion du massage pour enfants, se multiplièrent les ouvrages consacrés à cette spécialité, dépassant même en nombre les livres destinés aux adultes à l'époque des Qing (1644-1911). Bien qu'un grand nombre de masseurs fût obligé d'abandonner la pratique du massage thérapeutique pendant la période de la « révolution culturelle », la pratique a repris son développement et promet de nouveaux succès. Les études du massage des enfants sont établies dans les universités dans différentes villes et provinces pour la promotion des recherches scientifiques en la matière.

Notre livre est une traduction d'extraits d'ouvrages datant de l'époque Ming (17ème siècle), qui est toujours la base des études du massage des enfants pour les universités de la médecine chinoise. Après plusieurs années de participation à la formation du DIU (Diplôme Inter Universitaire), nous croyons que cette traduction pourrait aider les médecins français apprenant la médecine chinoise à recevoir la formation du massage de l'enfant qui ne doit se faire qu'après l'établissement d'un diagnostic médical.

Hsu Ling-Ya 27/07/2011

MASSAGE DE LA TETE ET DU VISAGE

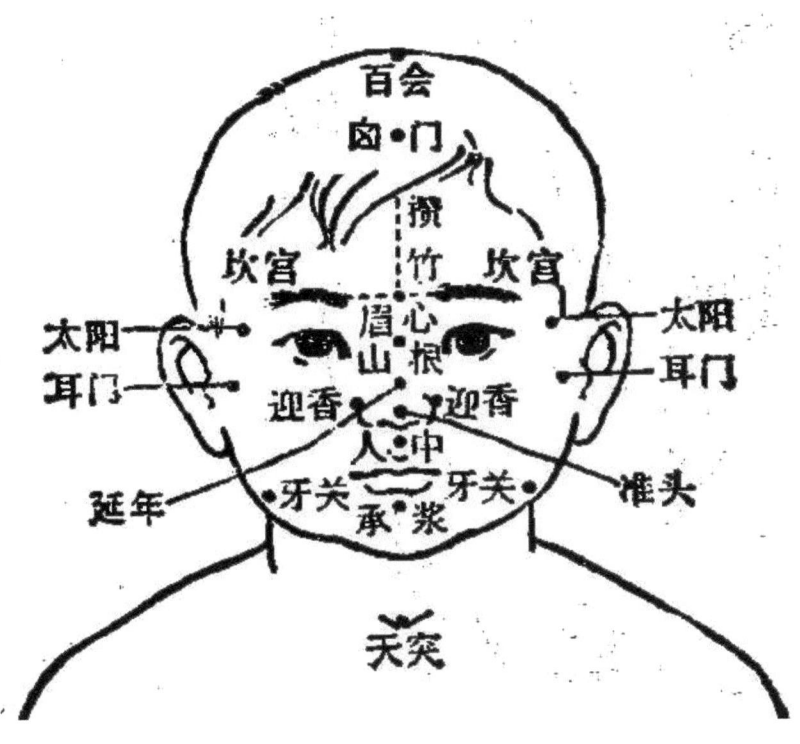

Masser Zanzhu 攒竹

Autre nom du point : 天门 Tianmen

Localisation :

Zone de traitement : la ligne verticale partant du haut du front et s'arrêtant juste au-dessus du nez (centrée entre les sourcils).

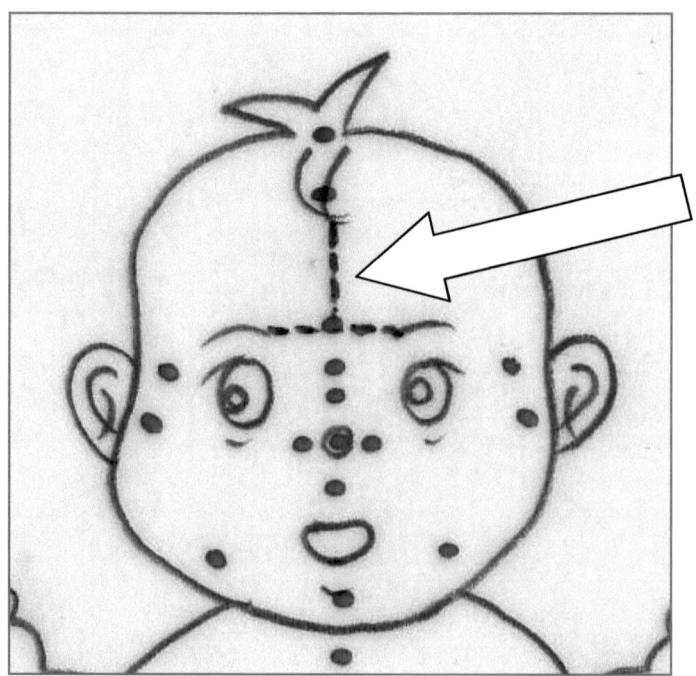

Méthode :
- masser en poussant (verticalement) avec les pouces (alternativement) depuis le milieu des sourcils jusqu'à la jonction du font et des cheveux.
- répéter 30-50 fois

But : apaiser les symptômes de la fièvre, les maux de tête, la fatigue, les convulsions et l'excitation.

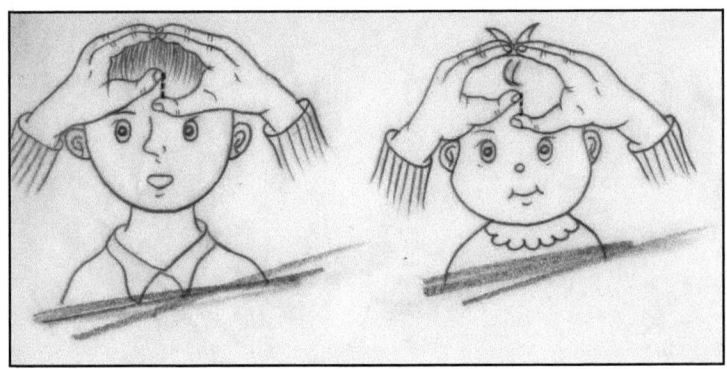

Masser Kangong 坎宫

Localisation :
Zone de traitement : depuis le début des sourcils jusqu'à l'extrémité des sourcils.

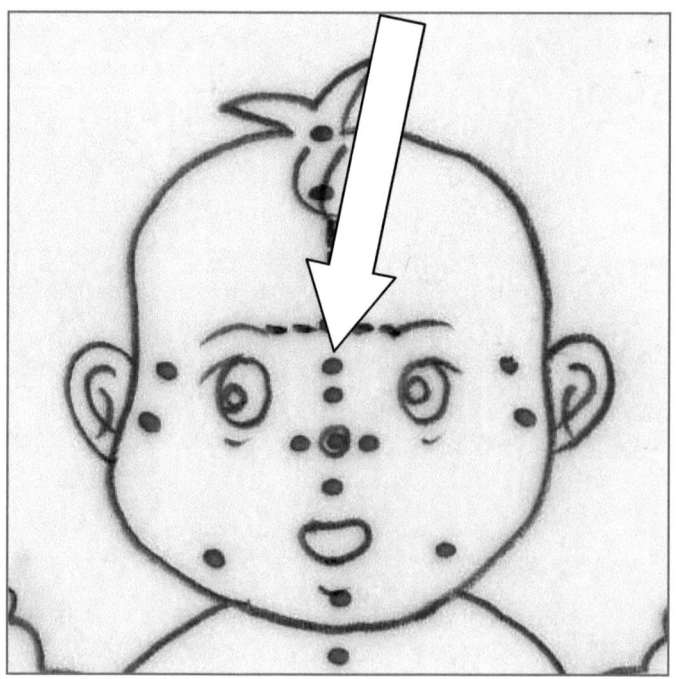

Méthode :

- masser en poussant (horizontalement) avec les pouces depuis le début des sourcils jusqu'à l'extrémité des sourcils.
- répéter 30-50 fois.

But : diminuer la fièvre (par infection), les convulsions, les maux de tête et la conjonctivite.

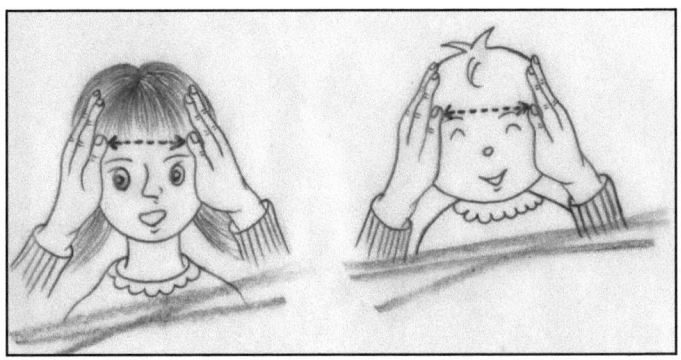

Masser Taiyang 太阳 1VB
Localisation :
Point situé à 1 « cun » à l'extrémité externe du sourcil et la commissure palpébrale externe de l'œil.

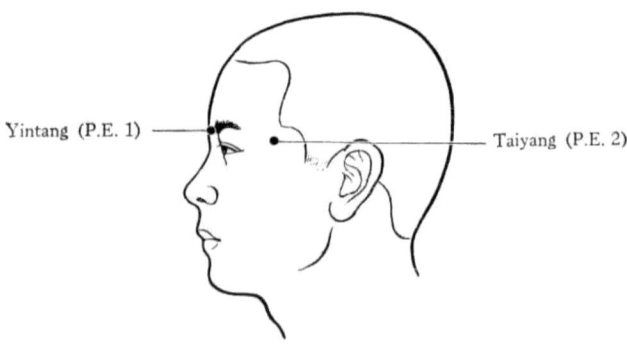

Yintang (P.E. 1) — Taiyang (P.E. 2)

Méthode :

- en face de bébé, masser en poussant avec les pouces allant du point précité vers les oreilles.
- masser en frottant ce Taiyang (les creux) avec le majeur, dans le sens des aiguilles d'une montre pour disperser, dans le sens inverse pour tonifier.
- Répéter 30-50 fois.

But : apaiser la fièvre, les convulsions, les maux de tête et conjonctivite.

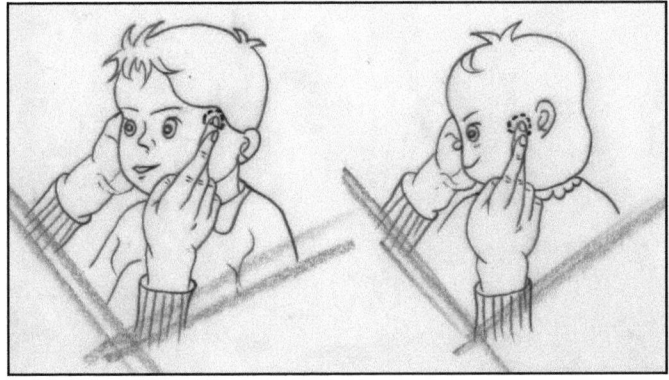

Masser Shangen 山根

Localisation :
Point situé à l'orbite des yeux à côté de nez.

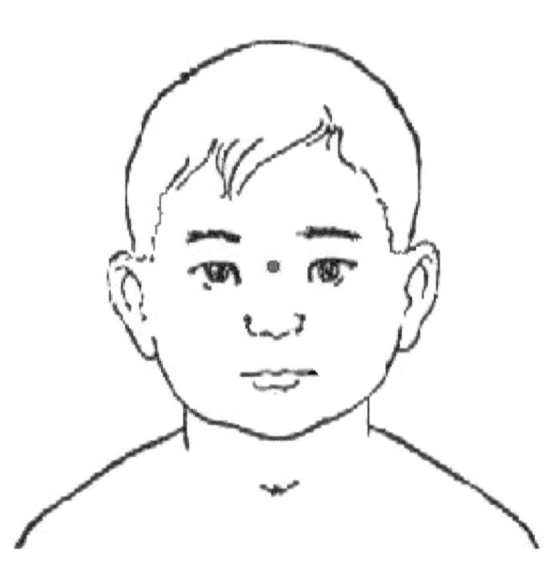

Méthode :

- masser en pinçant l'orbite des yeux à côté du nez avec l'ongle du pouce.
- répéter 2-5 fois.

But : apaiser les convulsions et les crispations

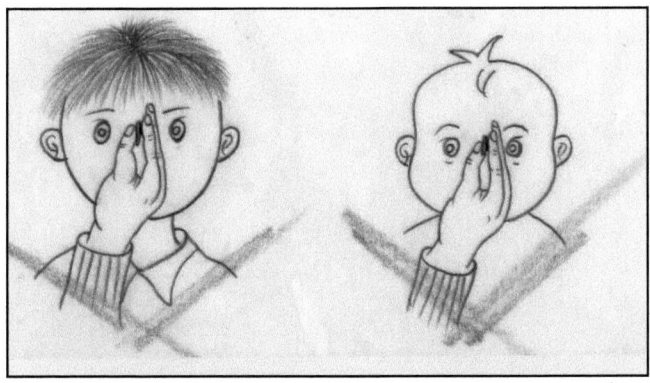

Masser Renzhong 人中 26VG
Localisation :
Point situé au sillon médian de la lèvre supérieure

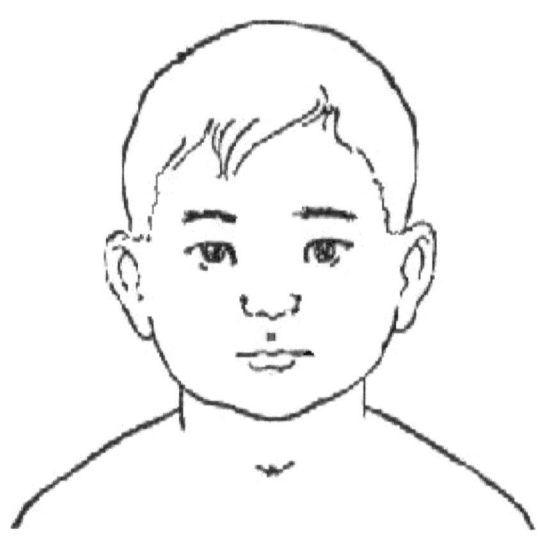

Méthode :

- masser en pinçant le sillon médian de la lèvre
  supérieure avec l'ongle du pouce.
- répéter 5 fois ou masser jusqu'au moment que
  l'enfant reprend la connaissance.

But : agit sur les pertes de connaissance et apaise les
convulsions et les crispations.

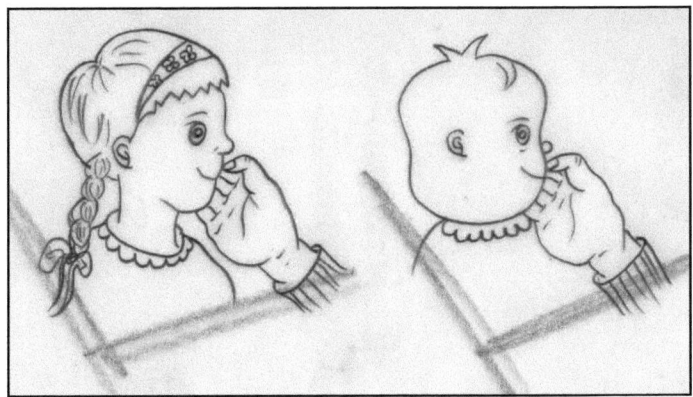

Masser Yingxiang 迎香 20GI
Localisation :
Point situé entre le bord externe de l'aile du nez et le sillon naso-labial.

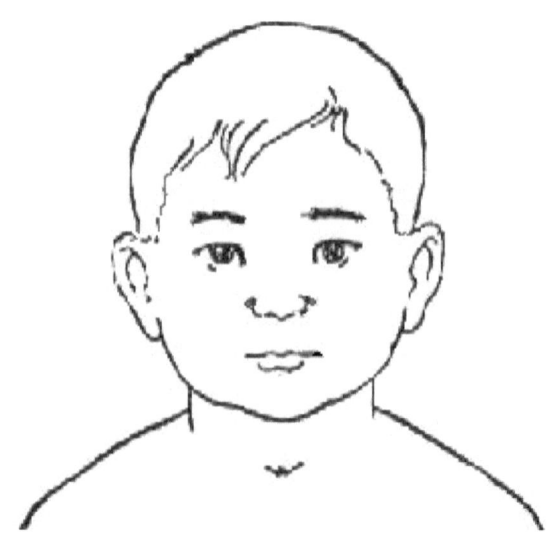

Méthode :

- masser en frottant les ailes du nez avec l'index et le majeur.
- répéter 20-30 fois.

But : faciliter l'élimination du mucus en diminuant les sécrétions ou la viscosité.

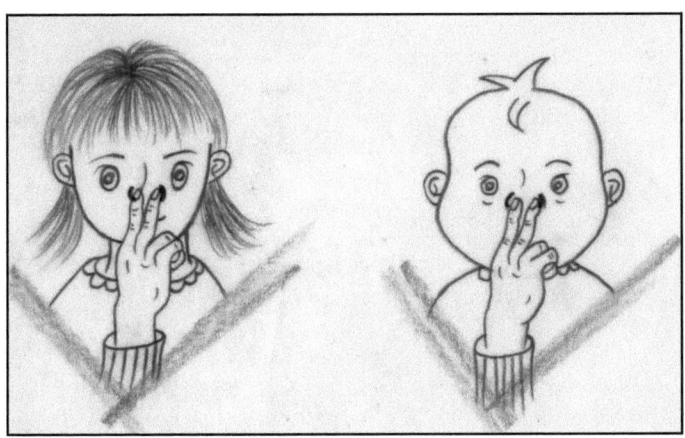

Masser Yaguan 牙关

Localisation :

Point situé dans le creux de la mâchoire inférieure, un cun juste en dessous des oreilles.

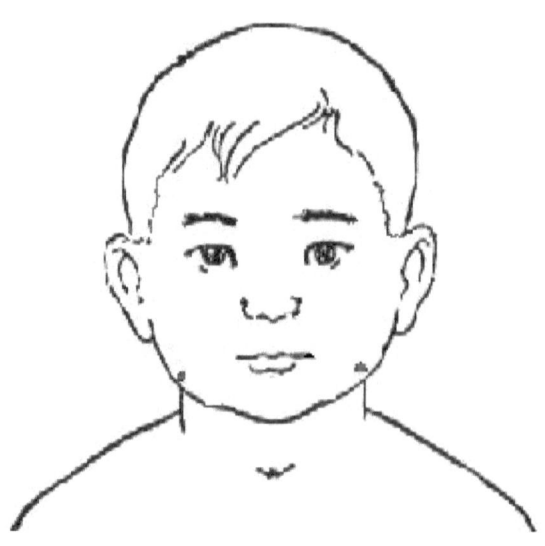

Méthode :

- masser en frottant avec le pouce ou le majeur le creux de la mâchoire inférieure (un cun en dessous des oreilles)
- répéter 5-10 fois.

But : soigner les blocages de mouvement de la mâchoire, de la bouche et des yeux.

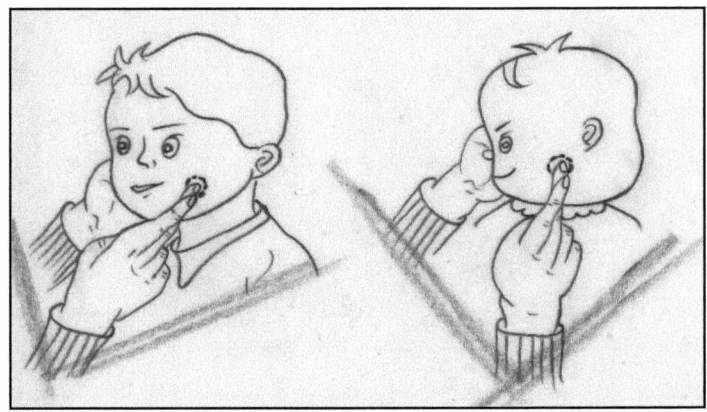

Masser Xinmen 囟门 22VG

Localisation :

Point situé sur la fontanelle devant le sommet de la tête.

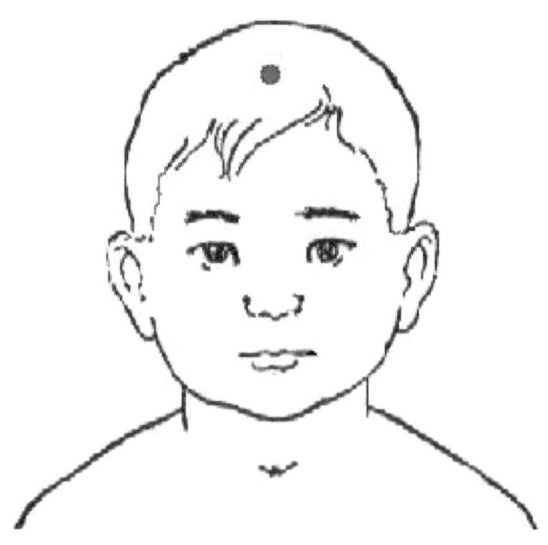

Méthode :

- tenir la tête avec les deux mains, masser en poussant avec les deux pouces (alternativement) depuis le milieu du front jusqu'au devant du sommet de la tête.
- si la fontanelle n'est pas fermée, on ne masse que sur le pourtour de la fontanelle.
- on pourrait également masser en frottant doucement le même point.
- répéter 50-100 fois.

But : atténuer les maux de tête, les convulsions, l'esprit troublé et la contrariété, le nez bouché et les saignements de nez.

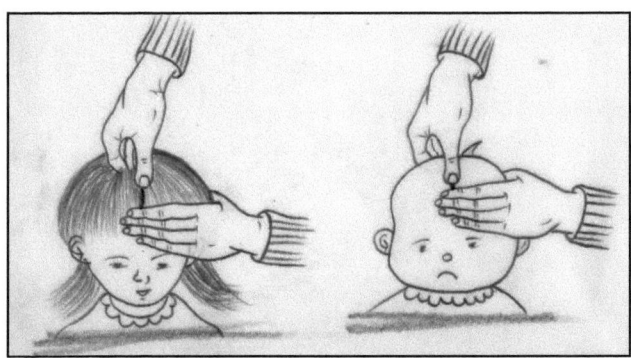

Masser Baihui 百会 20VG

Localisation :

Point situé 7 cun à partir de la racine des cheveux au niveau de la nuque, ou au milieu de la ligne unissant les deux sommets de l'oreille c'est-à-dire au centre du sommet de la tête.

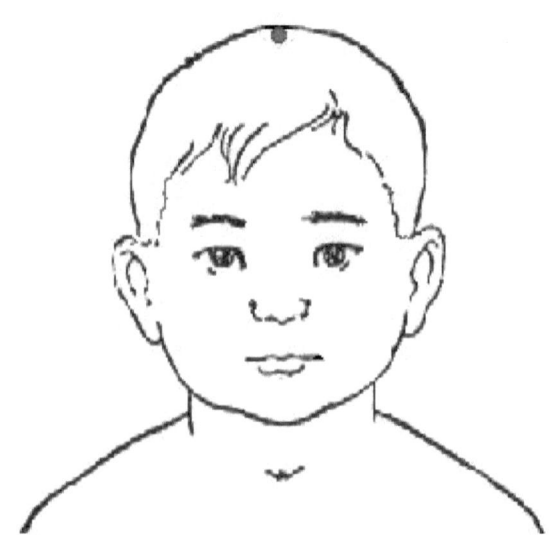

Méthode :

- masser en appuyant ou frottant ce point avec le pouce.
- répéter 30-50 fois en appuyant, répéter 100-200 fois en frottant.

But : atténuer les maux de tête, les convulsions, les vertiges, l'esprit affolé, angoissé, prolapsus du rectum, perte d'urine.

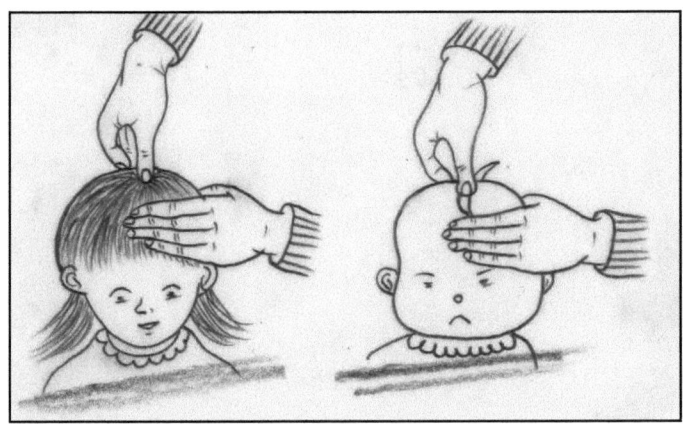

Masser le creux entre l'os derrière les oreilles et les cheveux.

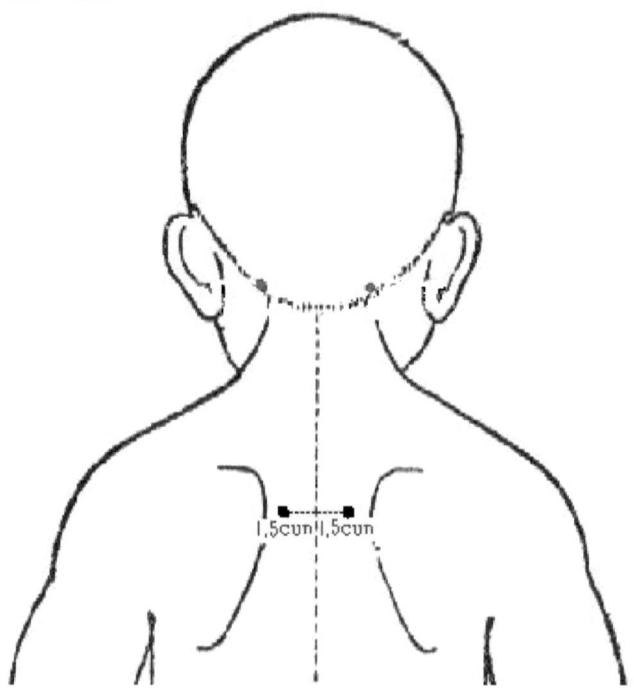

Méthode :
- masser en frottant avec les deux pouces ou le majeur.
- répéter 30-50 fois.

But : atténuer les maux de tête, les convulsions, l'angoisse, les troubles de l'esprit.

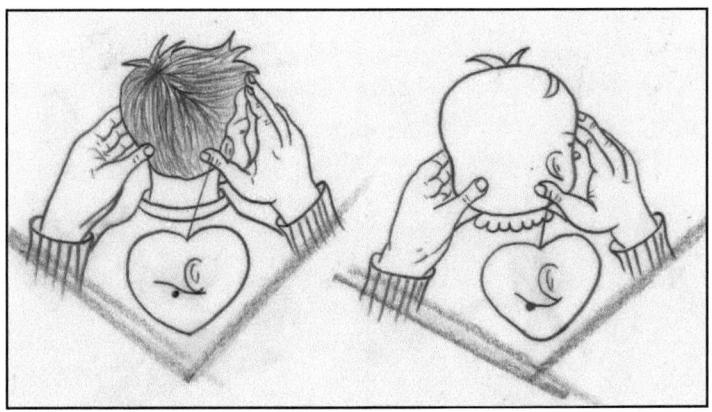

Masser Fengchi 风池 20VB

Localisation :

Point située derrière le cou au-dessous de l'os occipital, dans la dépression entre l'insertion du muscle sterno-cléido-mastoïdien et celle du trapèze.

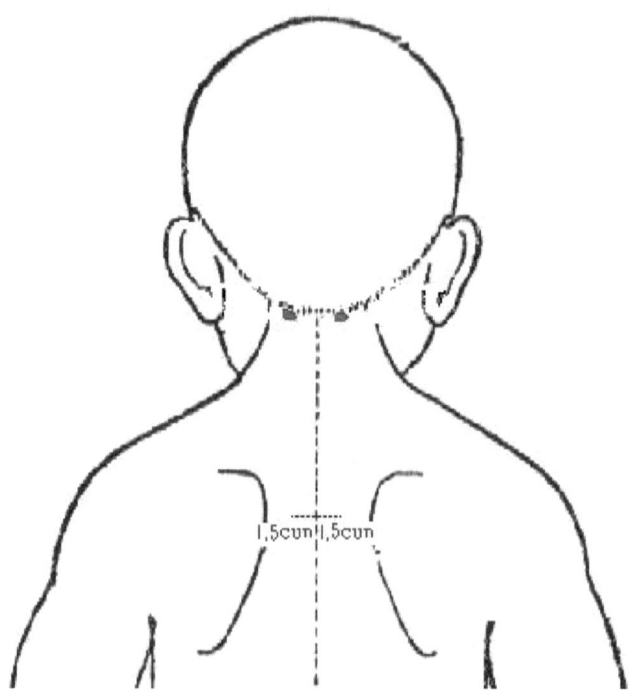

Méthode :

- masser en prenant le muscle du point de Fengchi
- répéter 5-10 fois

But : atténuer les maux de tête, la fièvre, les vertiges, les douleurs au niveau du cou, le rhume et la grippe.

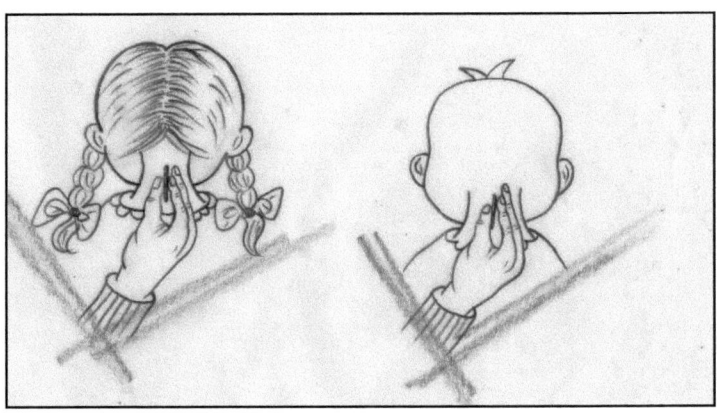

Masser Tianzhugu 天柱骨
Localisation :
Vertèbres cervicales.

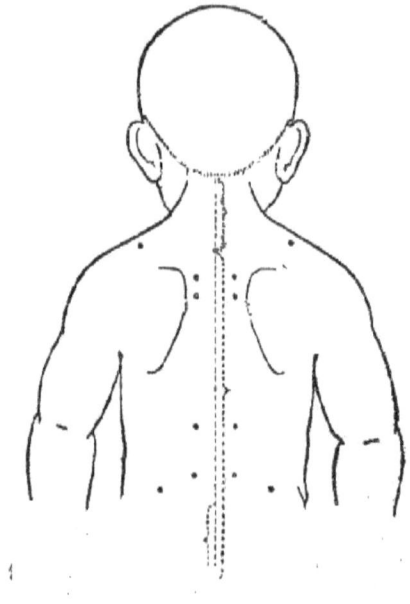

Méthode :

- masser en poussant avec la pulpe du médius et de l'index depuis la nuque jusqu'au bas des vertèbres cervicales
- répéter 100-500 fois

But : atténuer les maux de gorge, les convulsions, la fièvre, la raideur de la nuque, la nausée et les vomissements.

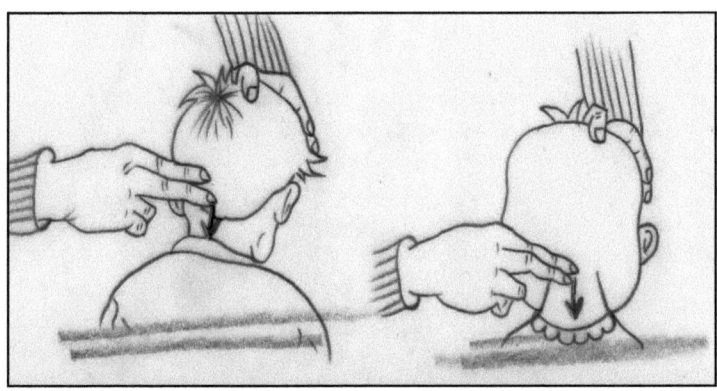

Masser Tiantu 天突

Localisation :

Point situé dans la fossette sus-sternale, à 0,5 cun au-dessus du milieu du bord supérieur de la fourchette sternale.

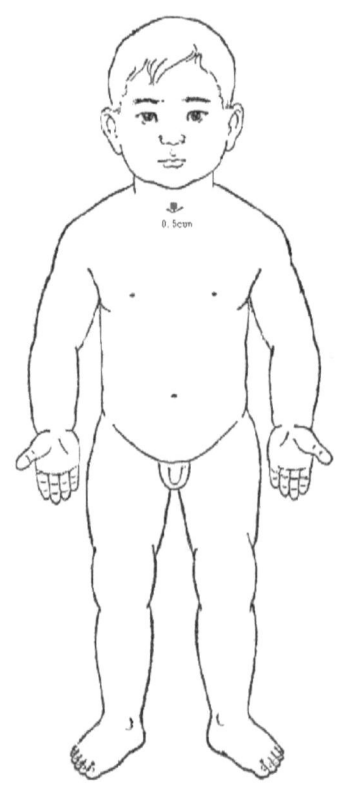

Méthode :

- masser en appuyant ou frottant le point (le creux) du début de sternum avec le majeur
- répéter 10-15 fois

But : apaiser la suffocation produite par l'accumulation des mucosités, la toux, l'asthme, l'oppression thoracique, la nausée et les vomissements.

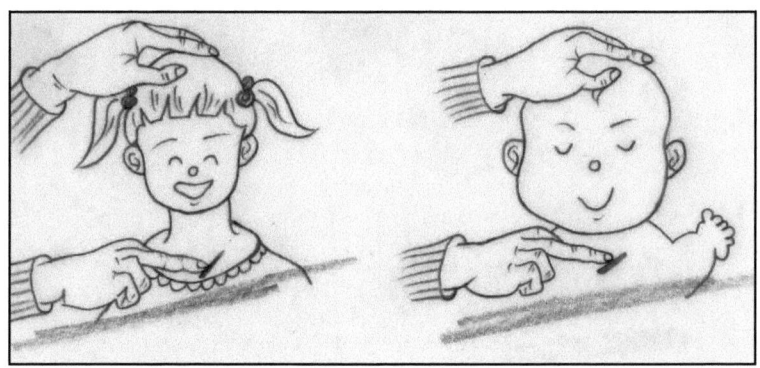

MASSAGE DE LA REGION DU THORAX

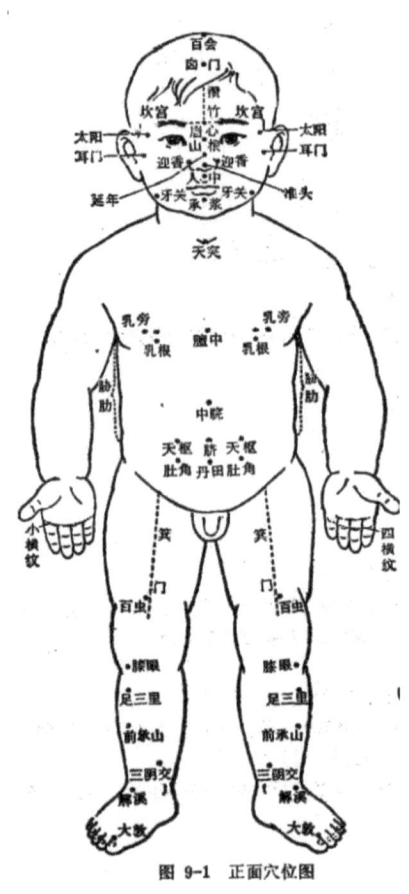

图 9-1 正面穴位图

Masser Shanzhong 膻中 **17VC**

Localisation :

Point situé au milieu du corps du sternum entre les deux mamelons, au niveau des 4èmes espaces intercostaux. Localiser le point en décubitus dorsal.

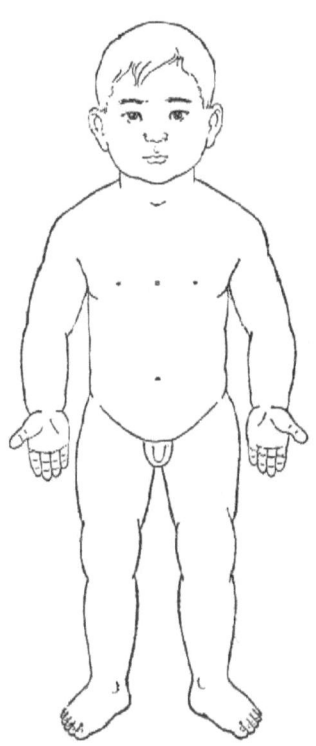

Méthode :

-   masser en frottant ce point avec le majeur.
-   masser en poussant (verticalement) depuis ce point jusqu'aux mamelons avec les deux pouces.
-   masser en poussant (horizontalement) depuis ce point jusqu'au manubrium sternal avec l'index et le majeur.

But : apaiser la rancœur, le vomissement, la toux, l'asthme et les suffocations produites par l'accumulation de mucosités.

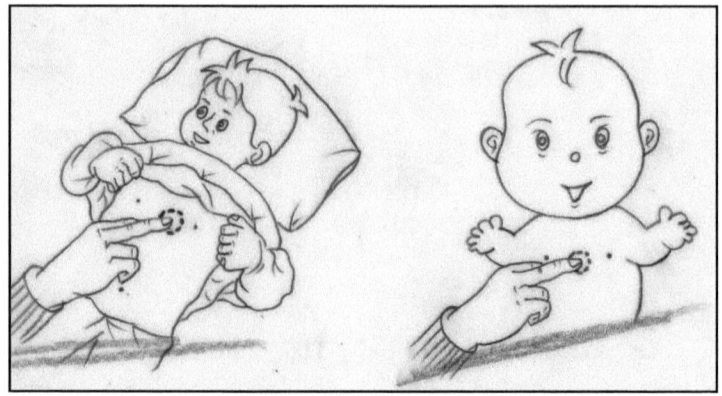

Masser Rugen 乳根 18E

Localisation :
Point situé à 0,20 pouce au-dessous du mamelon.

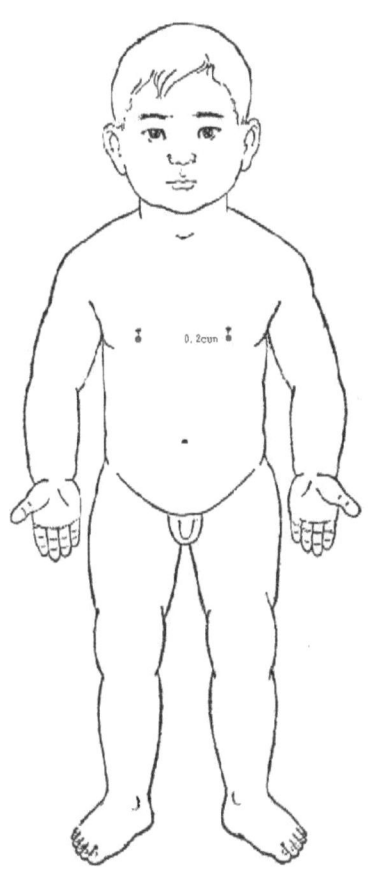

Méthode :

- masser en frottant ce point avec le majeur.
- répéter 20-50 fois.

But : apaiser la toux, l'asthme et l'oppression thoracique.

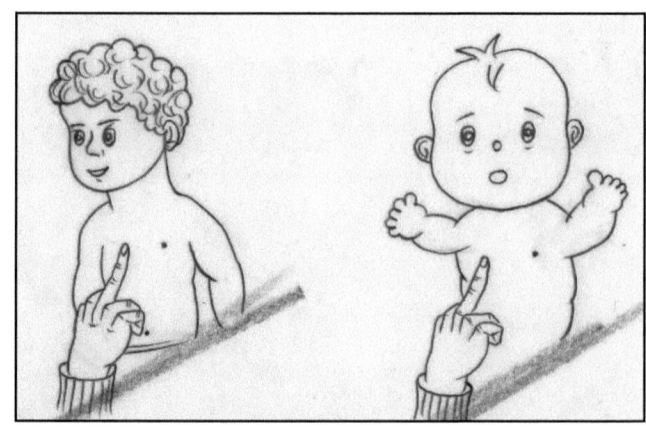

Masser Rupang 乳旁

Localisation :

Point situé 0,20 pouce en dehors du mamelon.

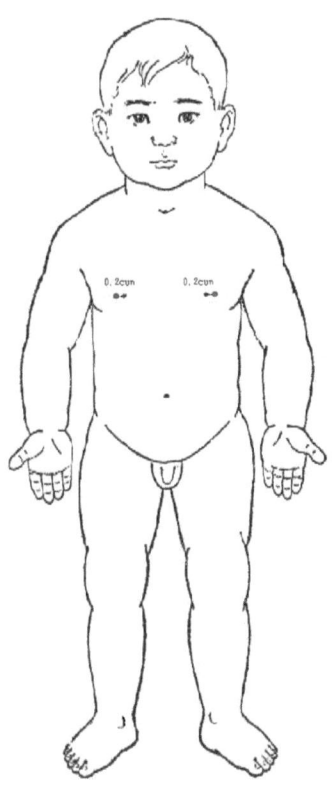

Méthode :

- masser en frottant ce point avec le majeur.
- répéter 20-50 fois.

But : apaiser la rancœur, la toux, la suffocation produite par accumulation des mucosités et le vomissement.

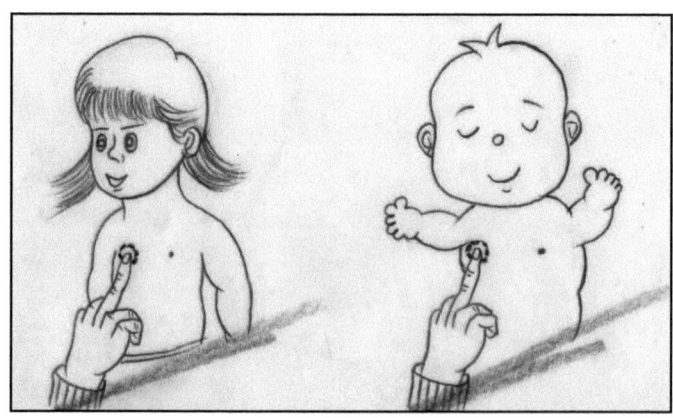

Masser Xiele 胁肋

Localisation :

Point situé depuis l'inférieur des aisselles jusqu'au point Tianshu 天枢 (point situé à 2 cun en dehors de l'ombilic).

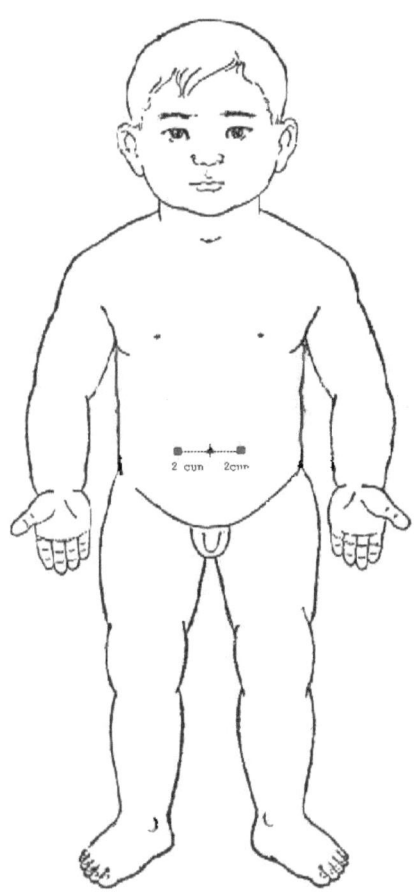

Méthode :

- masser en frottant avec les deux mains depuis aisselles jusqu'à Tianshu.
- répéter 50-100 fois.

But : apaiser les douleurs costales, la suffocation produite par l'accumulation des mucosités, l'inflammation du foie et de la rate, anémie, malnutrition.

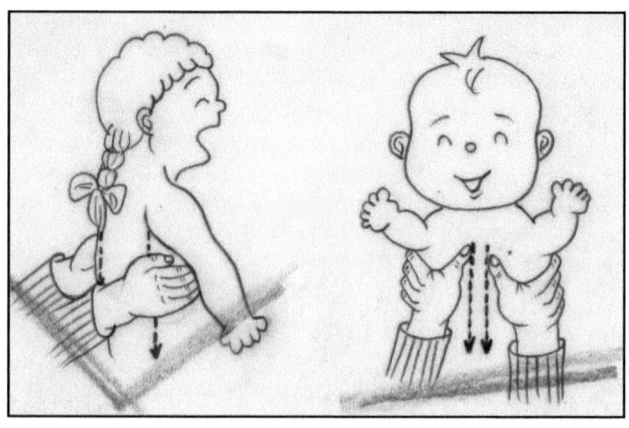

Masser Zhongwan 中脘 12VC

Localisation :

Point situé à 4 cun au-dessus l'ombilic.
Localiser le point avec le bébé en position allongée
sur le dos.

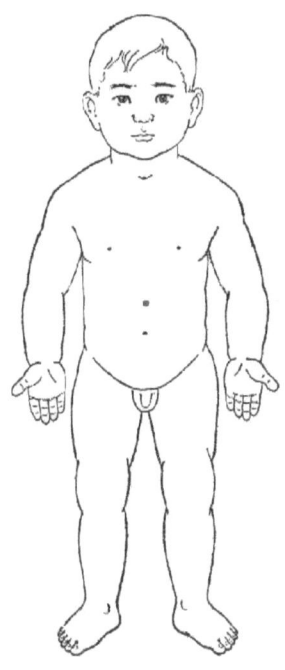

Méthode :

Ici 3 méthodes différentes sont
possibles :

- a. masser en frottant ce point
  avec le bout des doigts ou avec
  la racine de la paume de la
  main.
- B.répéter 100-300 fois,

  ou

- a. masser en frottant ce point
  avec la paume ou les quatre
  doigts.
- b. répéter pendant 5 minutes

  ou

- a. masser en poussant depuis le
  bas de la gorge jusqu'à ce point.
- b. répéter 100-300 fois.

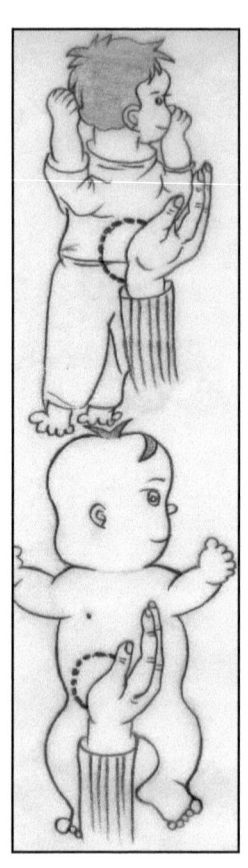

But : agir sur le gonflement du ventre,
les vomissements, la diarrhée, le manque d'appétit,
l'éructation.

MASSAGE DE LA REGION ABDOMINALE

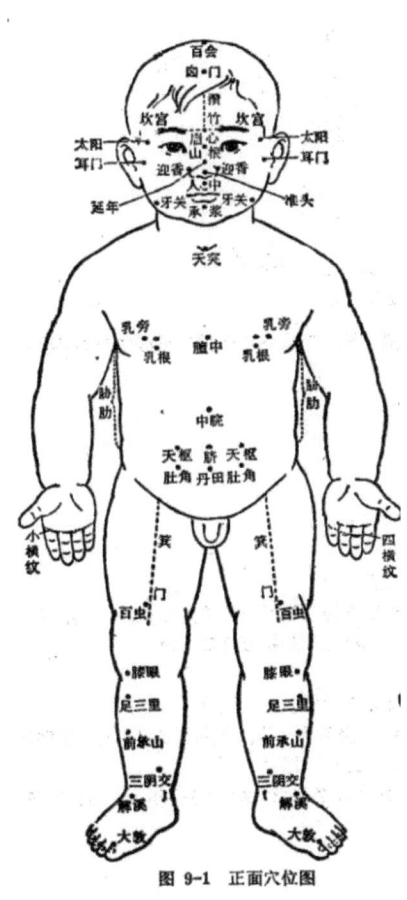

图 9-1 正面穴位图

Masser l'abdomen

Méthode :
- prendre les deux côtés du ventre avec les deux mains.
- masser en poussant depuis Zhongwan vers les deux côtés du ventre avec les deux pouces.
- masser en descendant jusqu'au nombril.
- masser en frottant en mouvement circulaire autour du nombril avec la paume ou les quatre doigts.
- masser en poussant 100-200 fois, masser en frottant 5 minutes.

But : atténuer les douleurs abdominales, le gonflement du ventre, les vomissements, la nausée, la digestion difficile.

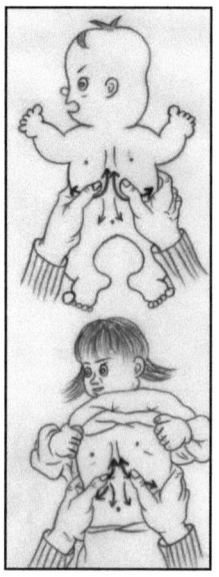 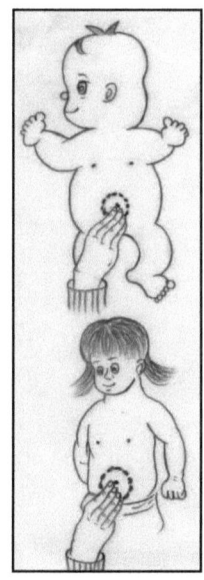

Masser le nombril

Méthode :

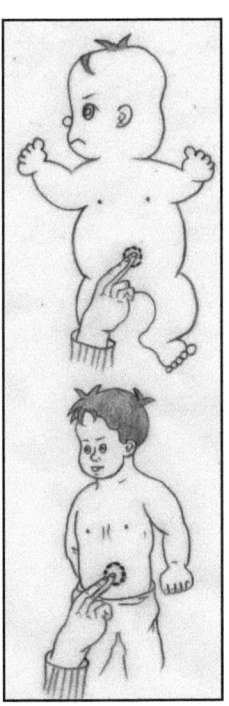

- avec le majeur ou la racine de la paume, masser en frottant le nombril.
- avec les doigts ou la paume, masser en roulant entre les doigts le nombril.
- avec le pouce, l'index et le majeur, prendre le nombril, rouler entre les doigts et faire trembler le nombril.
- répéter la première et la troisième technique 100-300 fois, répéter la deuxième technique pendant 5 minutes.

But : atténuer les douleurs abdominales, le gonflement du ventre, les vomissements, la diarrhée, la constipation, le borborygme.

Masser Tianshu 天枢 25E
Localisation :
Point situé à 2 cun de l'ombilic.

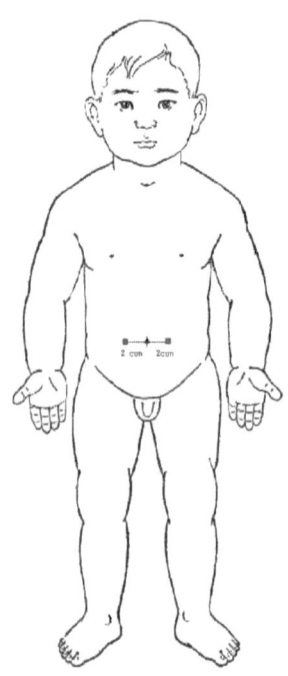

Méthode :

- avec l'index et le majeur, masser en frottant le Tianshu.
- répéter 50-100 fois.

But : atténuer les douleurs abdominales, la diarrhée, la constipation, le gonflement du ventre, la digestion difficile.

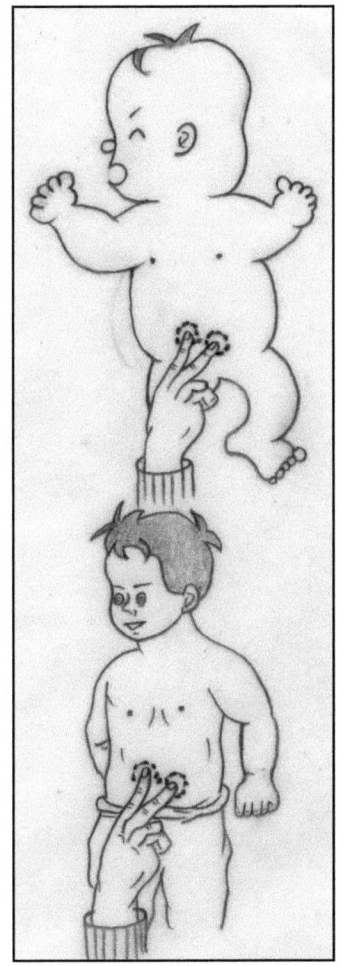

Masser Dantian 丹田 5VC (nom principal Shimen)

Localisation :

Point situé le bas ventre (2-3 pouces en dessous du nombril).

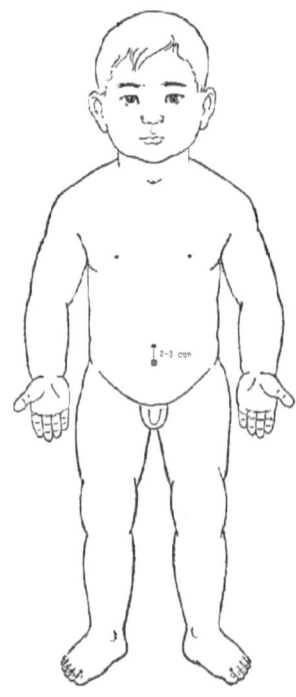

Méthode :

- masser le bas ventre avec la paume de la main en effectuant une pression assez forte durant 5 minutes.

  ou

- masser en effectuant un mouvement circulaire (pression plus légère) avec les doigts entre 50 et 100 fois.

But : atténuer la diarrhée, les douleurs abdominales, urines abondantes, le prolapsus du rectum, les hernies, la cystite.

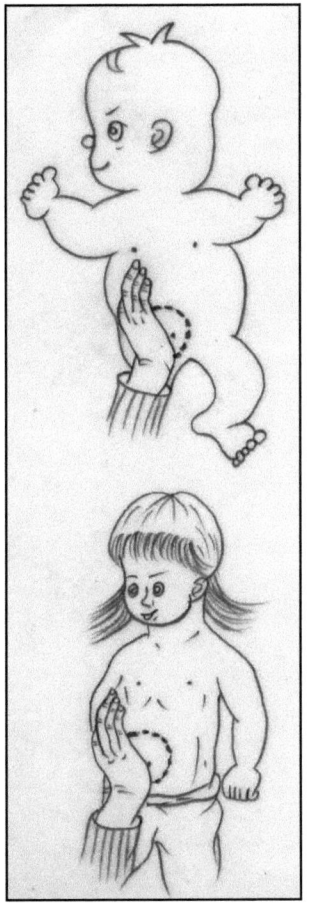

Masser Dujiao 肚角

Localisation :

Point situé deux cun en dessous du nombril (le point Shimen 5VC), et deux pouces de chaque côté de Shimen.

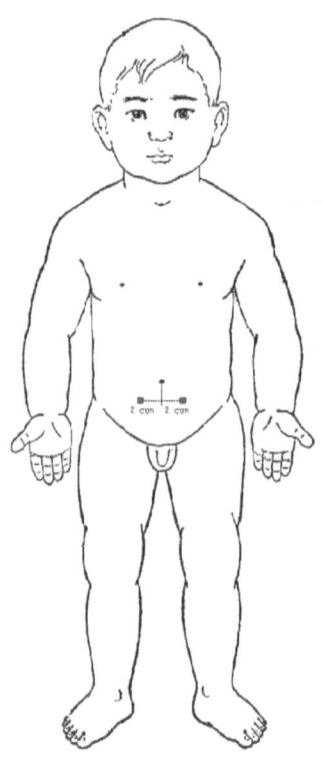

Méthode :

- avec le pouce placé sur le point Dujiao et l'index et le majeur, placé à deux cm vers l'extérieur de ce point, pincer la peau en douceur et la décoller délicatement.
- répéter 3-5 fois.

But : atténuer les douleurs abdominales et la diarrhée.

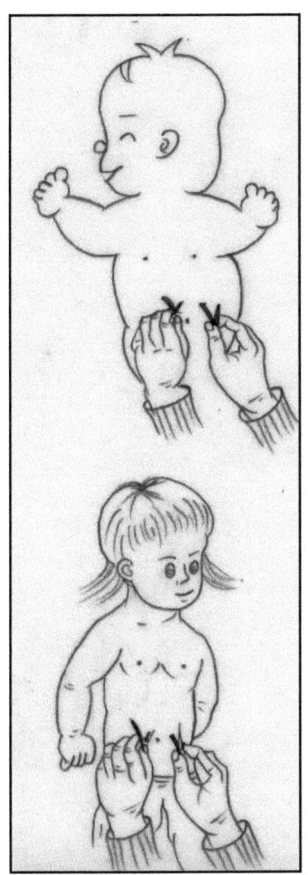

MASSAGE DU DOS

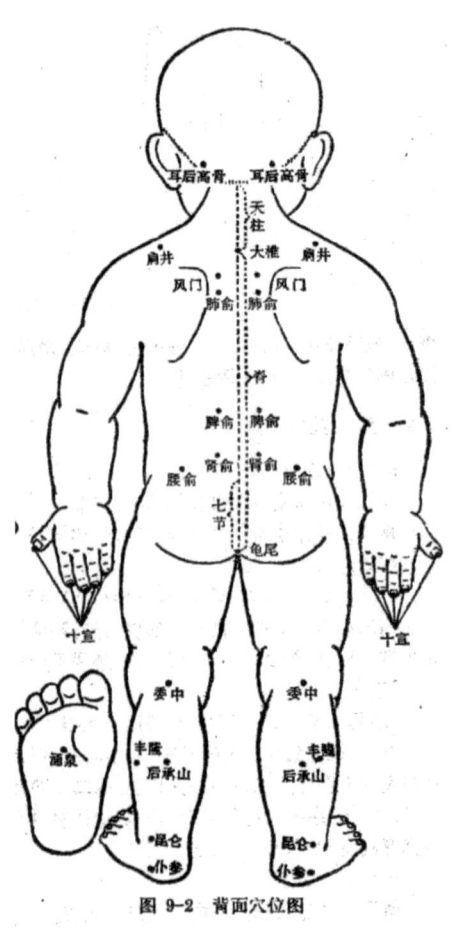

图 9-2 背面穴位图

Masser Jianjing 肩井 21VB

Localisation :

Point situé au milieu de ligne du point Dazhui 14VG (au creux placé au-dessous de l'apophyse épineuse de la septième vertèbre cervicale) jusqu'à l'extrémité des épaules.

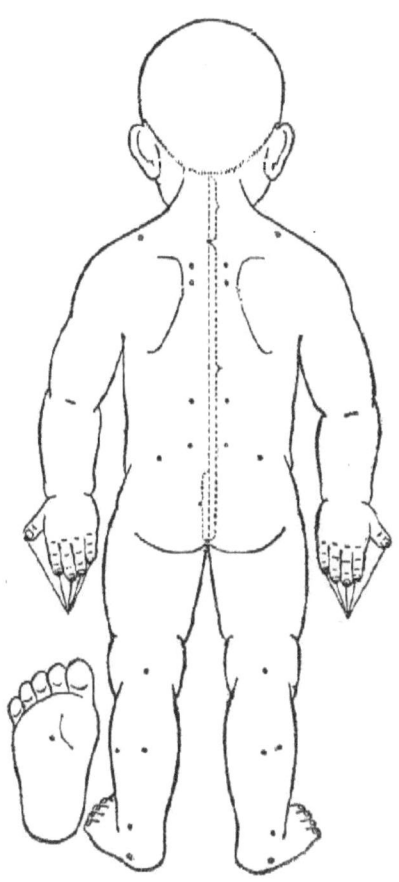

Méthode :

- avec le pouce, l'index et le majeur, tenir et saisir très fort le point de Jianjing.
- appuyer ce point très fort.
- répéter 5 fois.

But : atténuer le rhume, les frayeurs, la difficulté pour lever les bras.

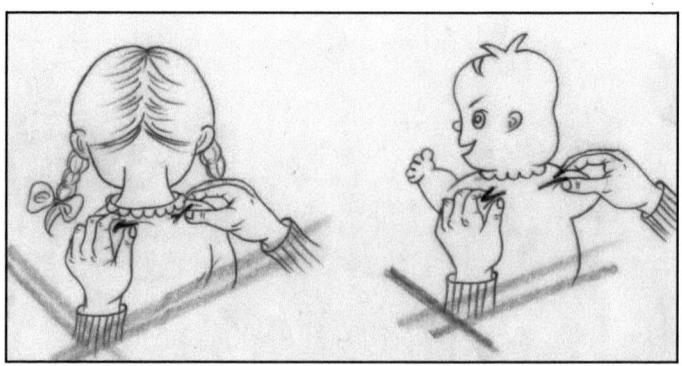

Masser Dazhui 大椎 14VG

Localisation :

Point situé creux situé au-dessous de l'apophyse épineuse de la septième vertèbre cervicale.

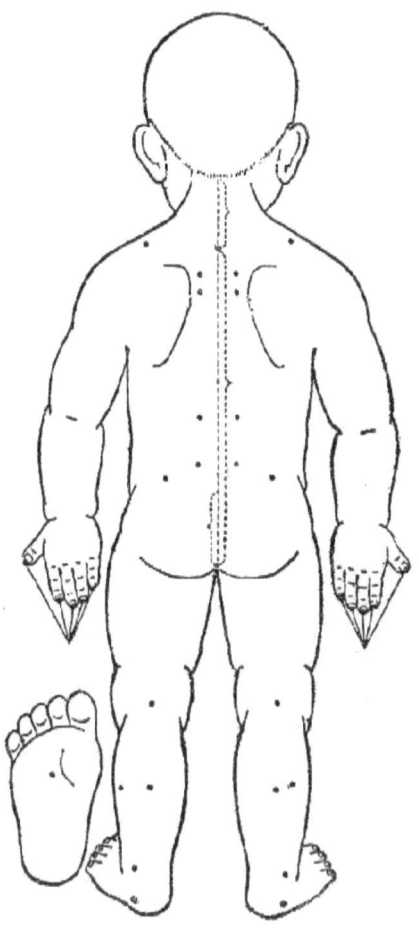

Méthode :

- masser en frottant ce point Dazhui.
- répéter 20-30 fois.

But : atténuer la fièvre, la toux, la raideur de la nuque et le torticolis.

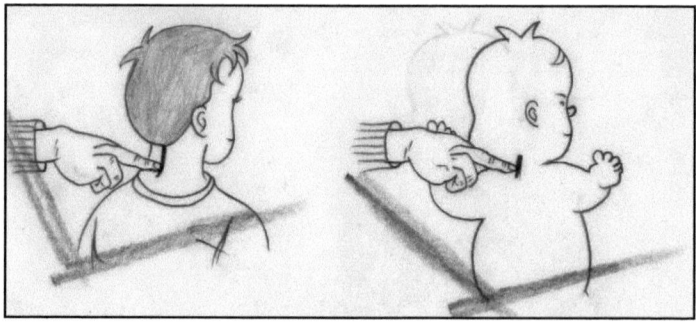

Masser Fengmen 风门 12V

Localisation :
Point situé à 1,5 pouce de chaque côté de la colonne entre la deuxième et la troisième vertèbre dorsale.

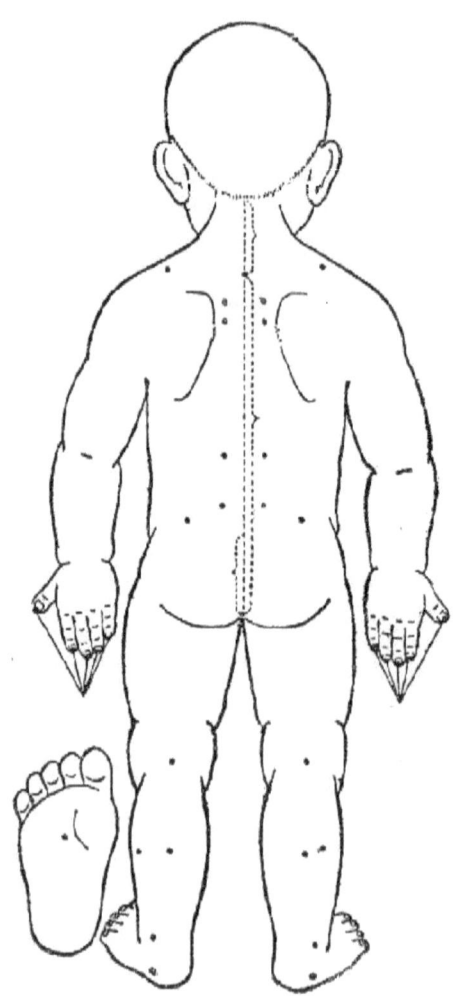

Méthode :

- masser en frottant ce point avec l'index et le majeur.
- répéter 20-30 fois.

But : atténuer la toux, le rhume et l'asthme.

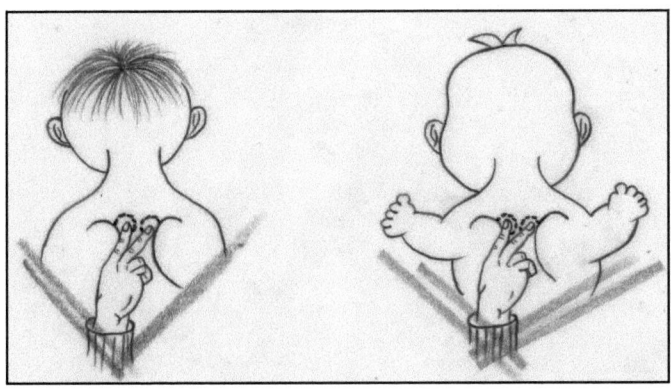

Masser Feishu 肺俞 13V

Localisation :

Point situé à 1,5 pouce de chaque coté de la colonne et au-dessous de la troisième vertèbre dorsale.

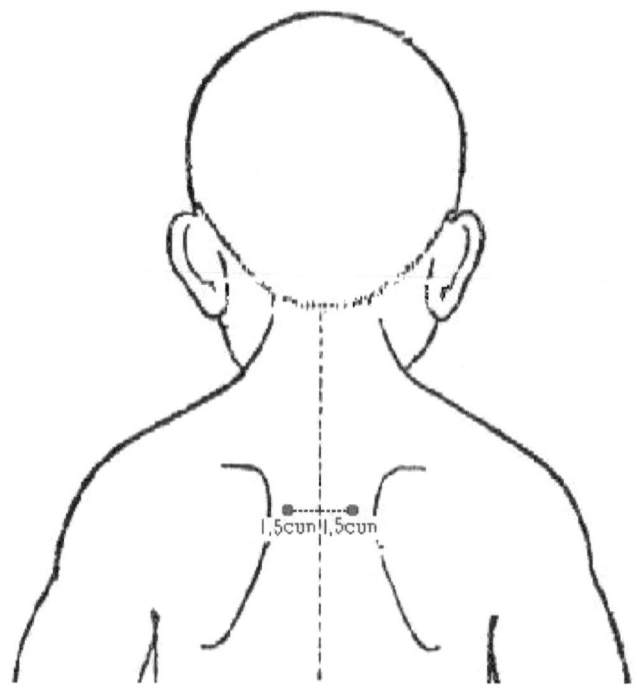

Méthode :
- masser ce point Feishu en frottant avec les deux pouces ou avec l'index et le majeur.
- masser en poussant depuis l'intérieur de l'omoplate jusqu'à ce point.
- pour la première technique, répéter 50-100 fois ; pour la deuxième technique, répéter 100-300 fois.

But : atténuer la toux, l'asthme, les douleurs de poitrine, les étouffements et suffocations produits par l'accumulation des mucosités, la fièvre.

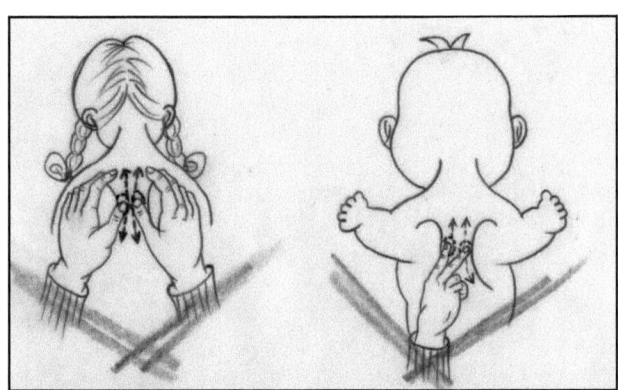

Masser Pishu 脾俞 20V
Localisation :
Point situé à 1,5 pouce de chaque coté de la colonne et en dessous de la onzième vertèbre dorsale.

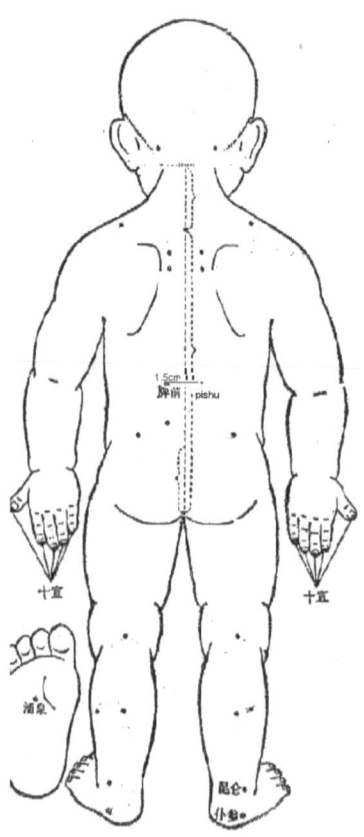

Méthode :

- masser en frottant ce point Pishu.
- répéter 50-100 fois.

But : atténuer les vomissements, la diarrhée, dyspepsie, le manque d'appétit, la jaunisse, l'hydropisie, le manque de force des bras et les jambes.

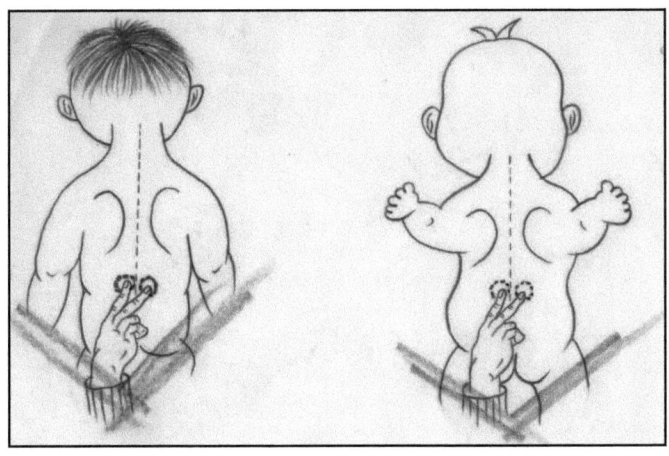

Masser Shenshu 肾俞 23V

Localisation :

Point situé à 1,5 pouce de chaque coté de la colonne et entre la deuxième et la troisième vertèbre lombaire.

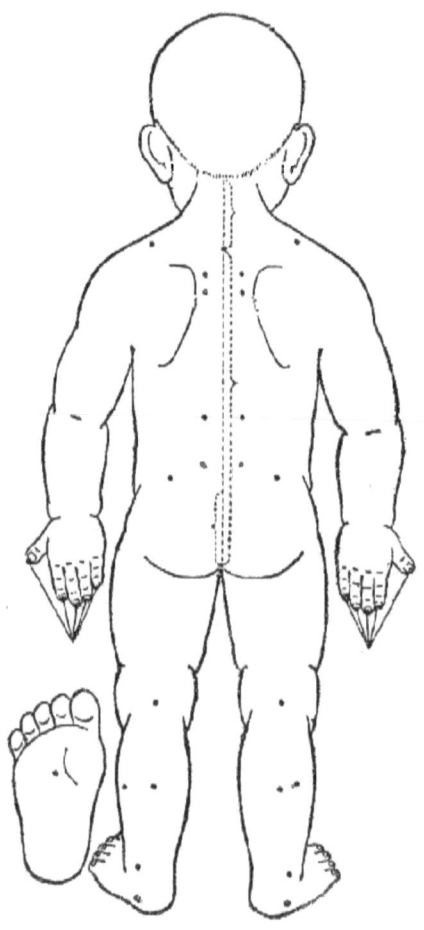

Méthode :

- masser en frottant ce point.
- répéter 50-100 fois.

But : atténuer la diarrhée, la constipation, les douleurs légères, le manque de force dans les jambes.

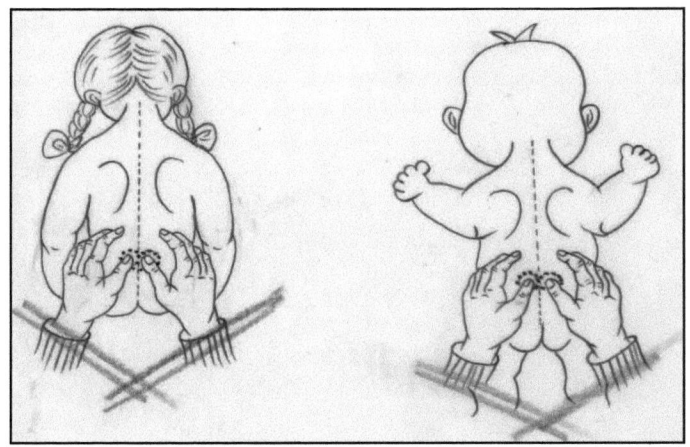

Masser Yaoshu 腰俞 2VG

Localisation :

Point situé à 3,5 pouce de chaque côté de la 4ème vertèbre lombaire.

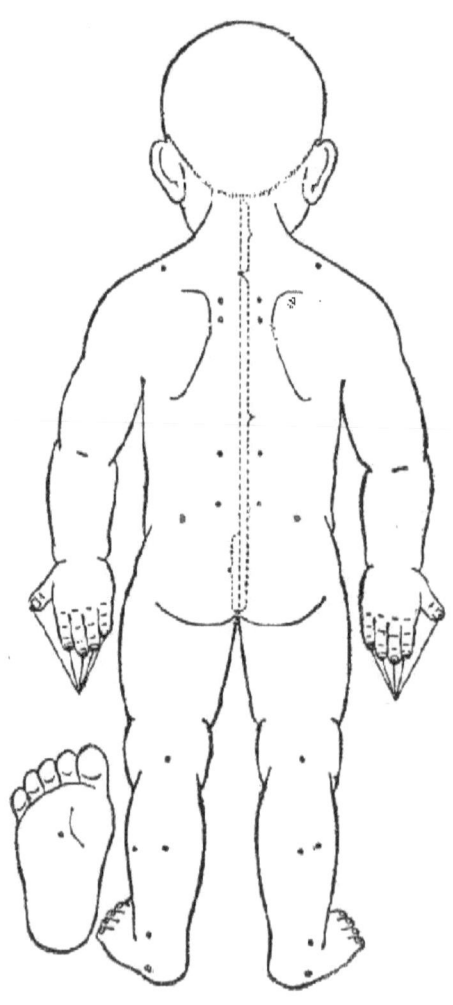

Méthode :

- masser en frottant ce point.
- répéter 15-30 fois.

But : soulager les de dos et les paralysies des membres inférieurs.

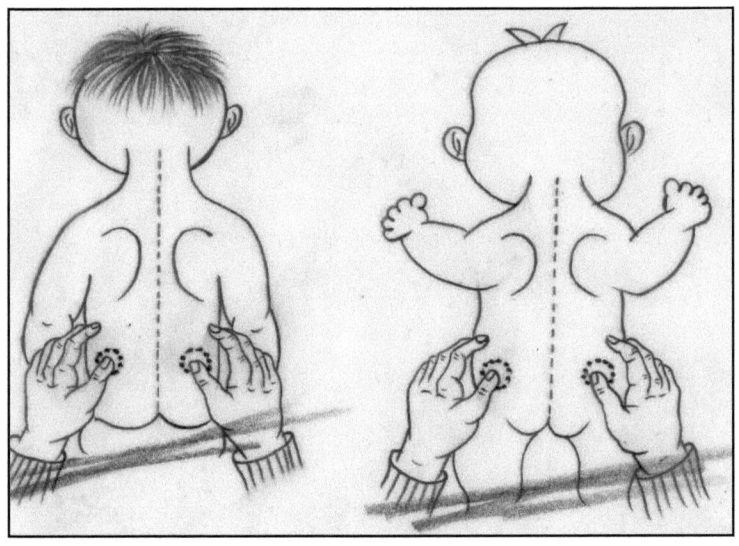

Masser Jizhu 脊柱 (colonne vertébrale)

Localisation :

A partir du point Dazhui jusqu'à l'extrémité sacro-lombaire.

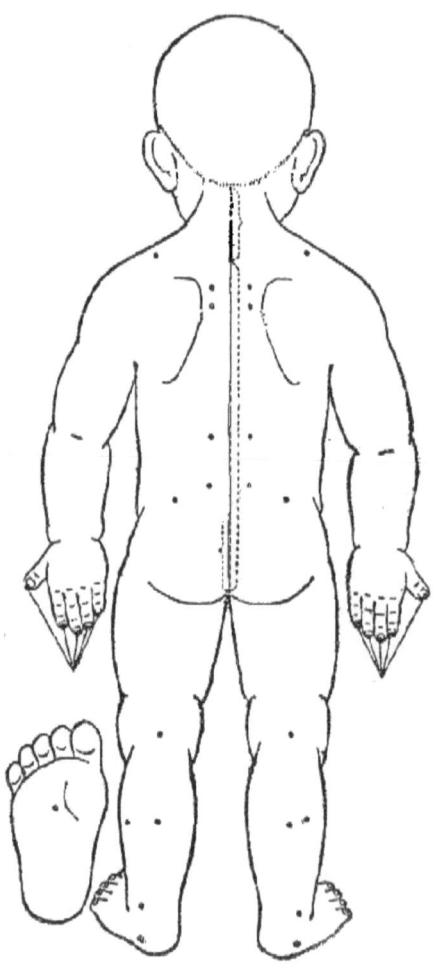

Méthode :
- avec l'index et le majeur, masser en poussant depuis le Dazhui jusqu'à Changqiang.
- répéter 100-300 fois.
- avant de commencer la technique de pincement, masser le dos doucement pour relaxer les muscles du dos.
- avec le pouce, l'index et le majeur des deux mains, pincer les muscles de côté de colonne .vertébrale depuis le bas de la colonne vertébrale vers le haut, 3-5 fois, après avoir pincer trois fois, prendre les muscles une fois.

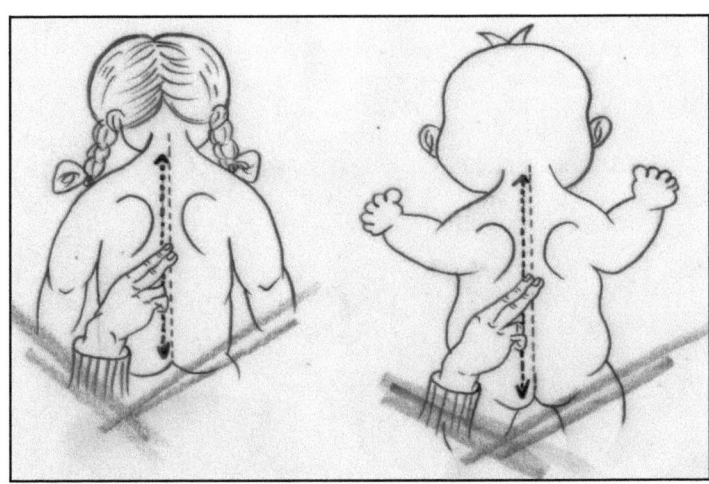

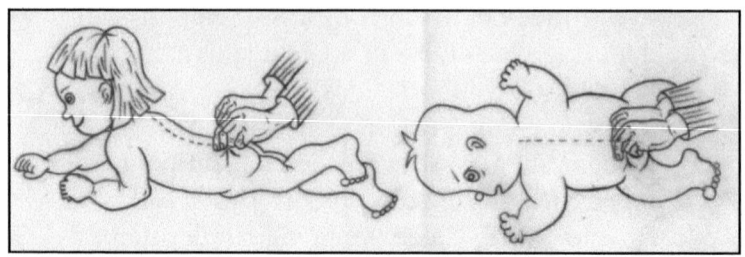

But : atténuer la fièvre, les convulsions, la diarrhée, les vomissements, la douleur abdominale, la constipation, les pleurs, dyspepsie.

Masser Qijiegu 七节骨

Localisation :

Zone située de la 4ème vertèbre lombaire jusqu'à l'extrémité sacro-lombaire.

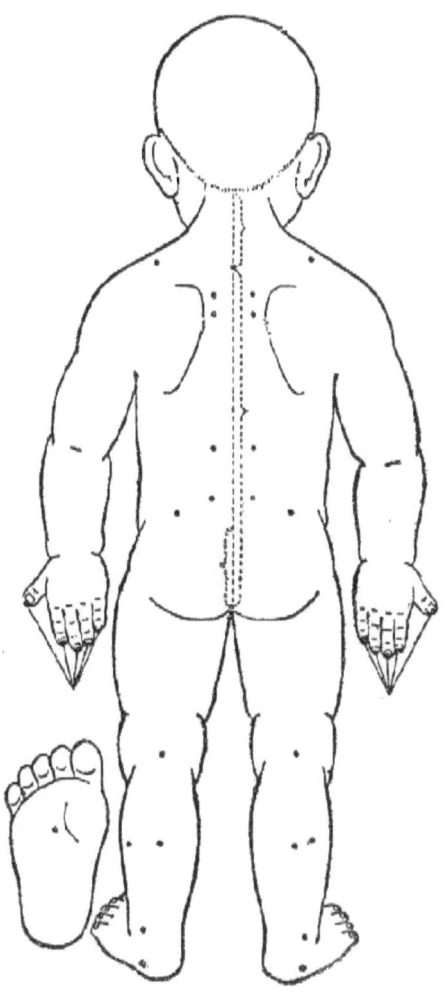

Méthode :

- avec le pouce ou l'index et le majeur, masser
  cette partie en poussant du haut vers le bas,
  ou du bas vers le haut.
- répéter 100-300 fois.

But : agir sur la diarrhée, la constipation et le
prolapsus du rectum.

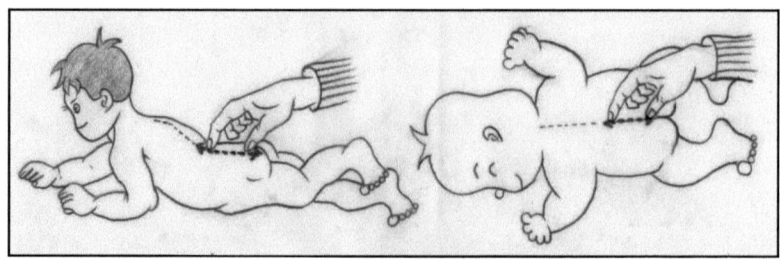

Masser Guiwei 龟尾

Localisation :
Point situé à la partie inférieure des vertèbres coccygiennes.

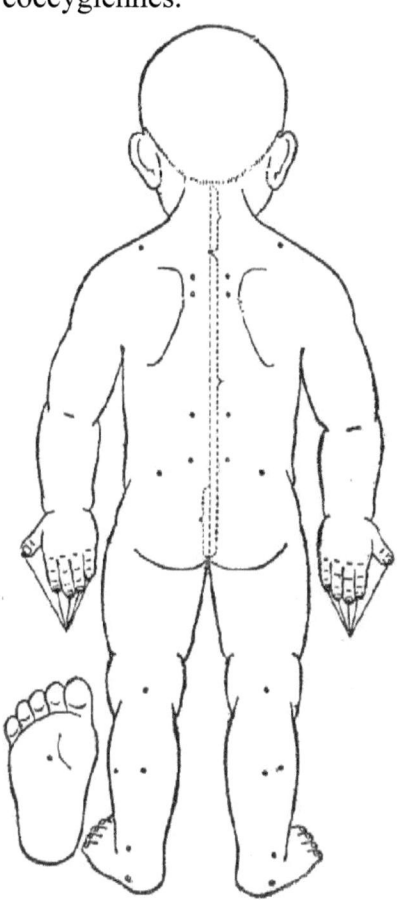

Méthode :

- avec le pouce ou le majeur, masser en frottant ce point.
- répéter 100-300 fois.

But : agir sur la diarrhée, la constipation, le prolapsus du rectum et la cystite.

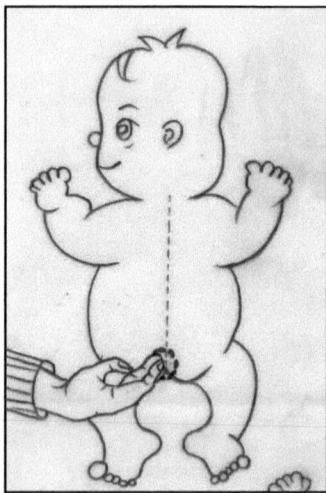

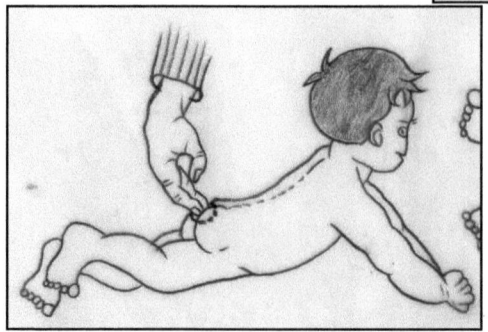

MASSAGE DES MAINS ET DES BRAS

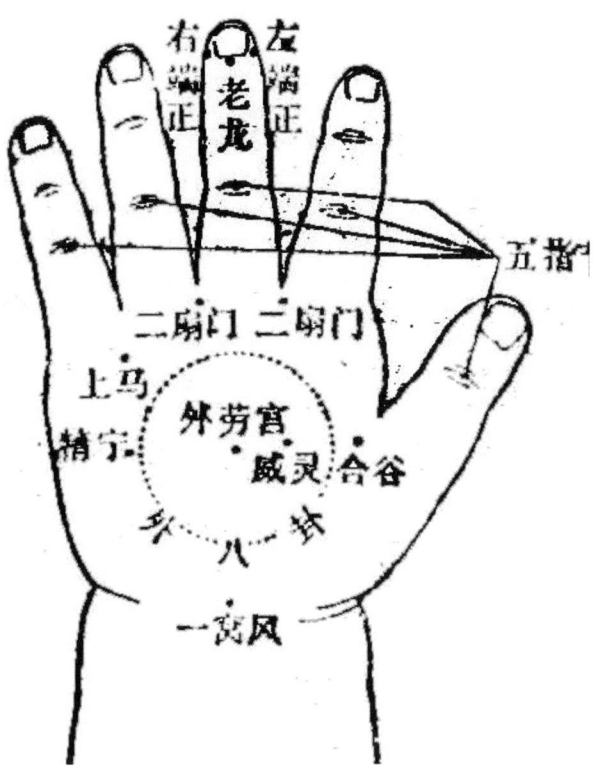

Masser Pijing 脾经 (méridien de la rate)
Localisation :
Point situé sur la pulpe du pouce.

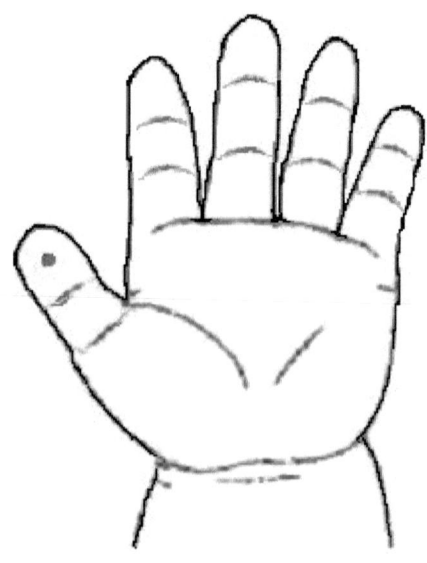

Méthode :
- massage en tonification : masser en tournant le pouce, ou
- appuyer sur le pouce d'abord, masser en poussant du bord extérieur vers la ligne transversale de la base de la paume.
- massage en dispersion : masser en poussant du bout du pouce vers la base du pouce.
- répéter 100-500 fois pour chaque technique.

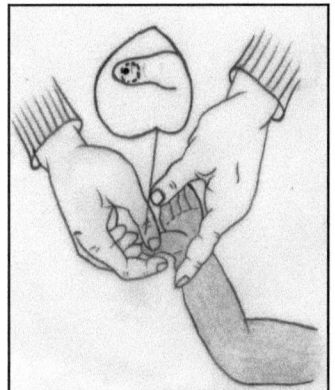

But : soigner les mauvaises digestions, l'amaigrissement, les vomissements, la diarrhée, le manque d'appétit, la jaunisse.

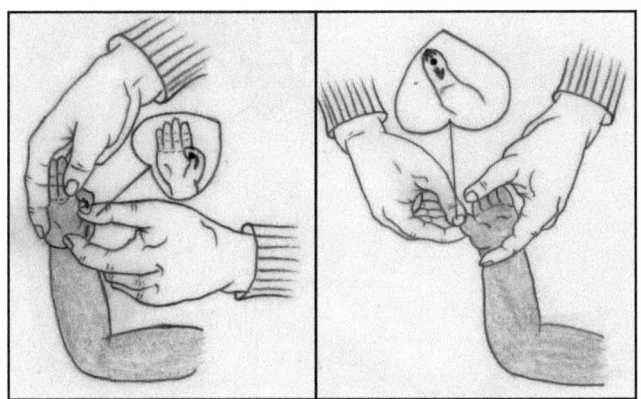

79

Masser Ganjing 肝经 (méridien du foie)
Localisation :
Point situé sur la pulpe de l'index.

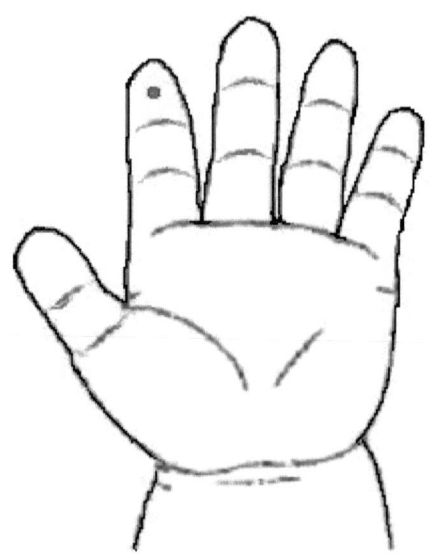

Méthode :

- massage en tonification : masser en tournant la pulpe de l'index 100-500 fois.
- massage en dispersion : masser en poussant depuis le bout de l'index vers la base de l'index 100-500 fois.

But : soigner les évanouissements dus à la peur, l'angoisse, les yeux injectés, dysphorie, la sensation de goût amer, la sècheresse de la gorge.

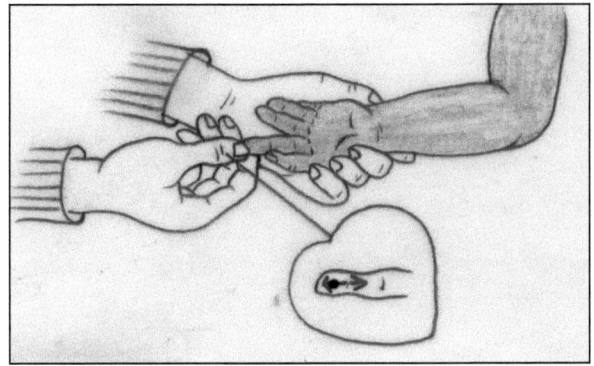

Masser Xinjing 心经 (méridien du cœur)
Localisation :
Point situé sur la pulpe du majeur.

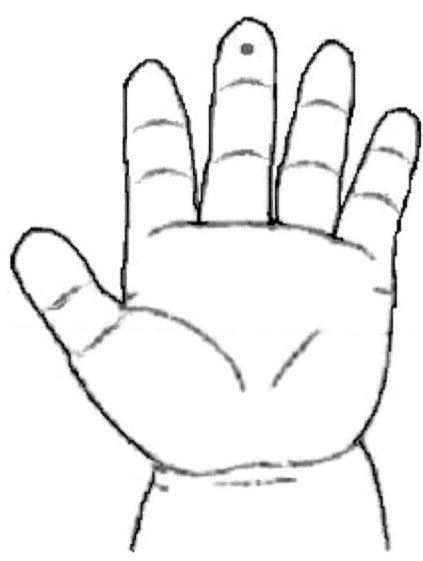

Méthode :
- massage en tonification : masser en tournant la pulpe du majeur 100-500 fois.
- massage en dispersion : masser en poussant du bout du majeur jusqu'à la base du doigt 100-500 fois.

But : soigner les problèmes de spasmes, de convulsions, d'évanouissement dus à de fortes fièvres, d'apathie par manque d'énergie, de sommeil les yeux ouverts, d'abcès de la bouche et de la langue, de couleurs d'urine rouge.

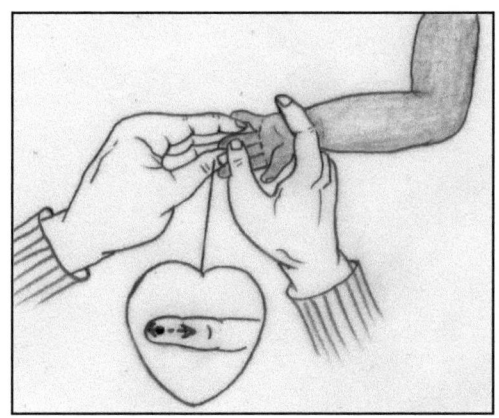

Masser Feijing 肺经 (méridien du poumon)
Localisation :
Point situé sur la pulpe de l'annulaire.

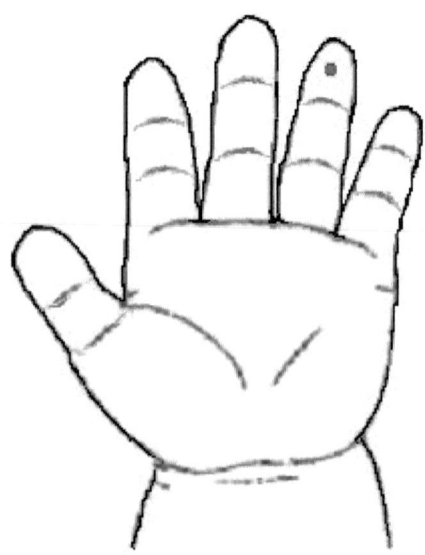

Méthode :
- masser en tonification : masser en tournant la pulpe de l'annulaire 100-500 fois.
- masser en dispersion : masser en poussant du bout du doigt vers la base 100-500 fois.

But : soigner les problèmes de toux, de fièvre, de grippe, d'état frileux et fiévreux, d'essoufflement par faiblesse, de sueurs nocturnes, de dyspnées, de mucosités, d'asthme, de prolapsus du rectum.

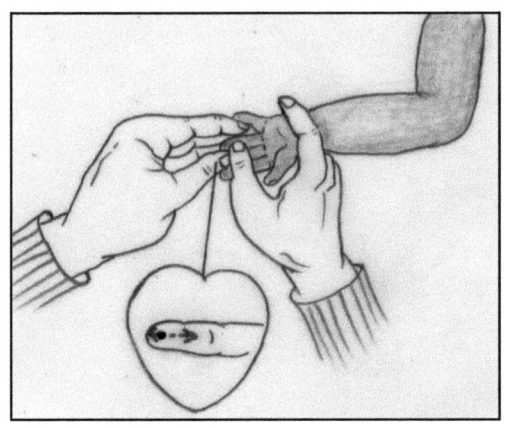

Masser Shenjing 肾经 (méridien du rein)
Localisation :
Point situé sur la pulpe de l'auriculaire.

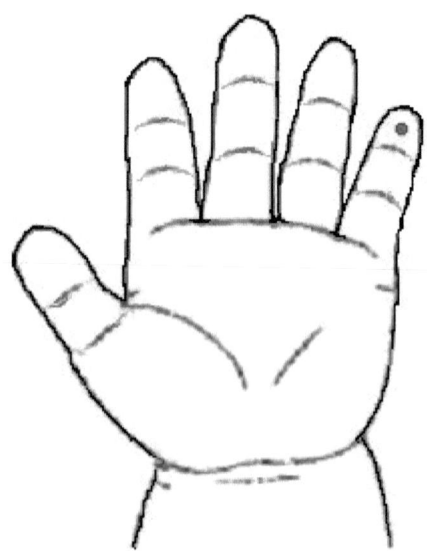

Méthode :
- massage en tonification : masser en poussant de la base de l'auriculaire vers le bout du doigt 100-500 fois.

- massage en dispersion : masser en poussant du bout de l'auriculaire vers la base du doigt 100-500 fois.

But : soigner les problèmes d'urines rouge, âcres ou trop abondantes, de diarrhée due à une carence d'énergie des reins, de manque d'énergie, d'incontinence.

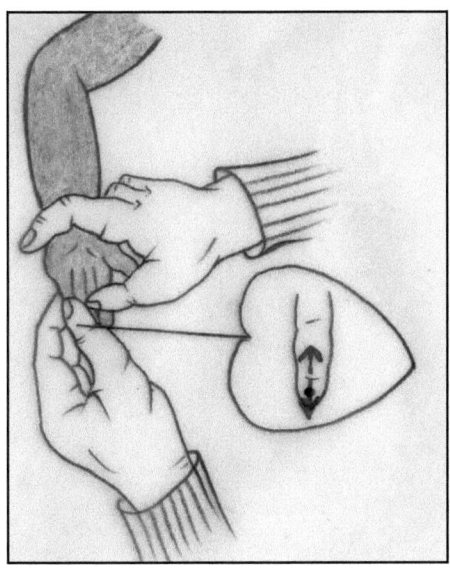

Masser Dachangjing 大肠经 (méridien du gros intestin)

Localisation :

Point situé sur la ligne droite de l'extrémité de l'index vers la jonction du pouce.

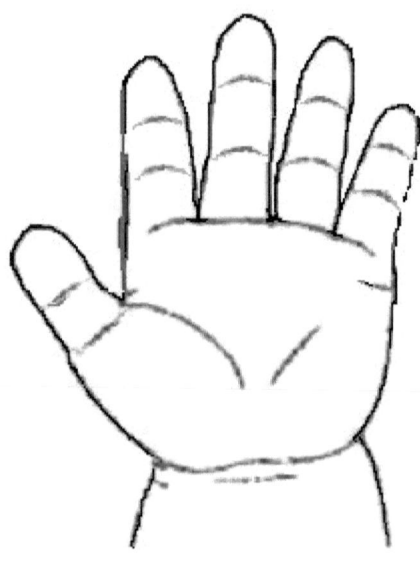

Méthode :
- masser en tonification : masser en poussant de l'extrémité de l'index vers la jonction du pouce 100-300 fois.

But : soigner les problèmes de la diarrhée, de prolapsus.

- masser en dispersion : masser en poussant de la jonction du pouce vers l'extrémité de l'index 100-300 fois.

But : soigner les problèmes de constipation, d'indigestion, de fièvre.

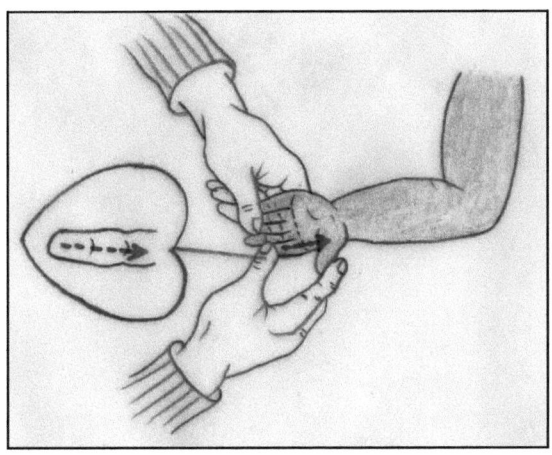

Masser Xiaochangjing 小肠经 (méridien de l'intestin grêle)

Localisation :

Point situé au bord externe de l'auriculaire, allant de la base du doigt jusqu'à l'extrémité du doigt.

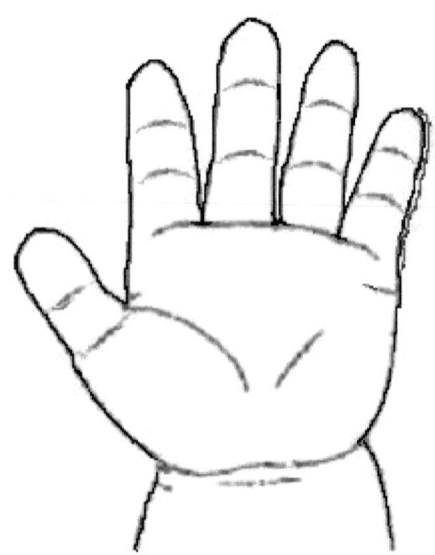

Méthode :

- masser en tonification : masser en poussant de l'extrémité distale vers la base du doigt 100-300 fois.

But : soigner les problèmes des énurésies, et des lourdeurs postprandiales.

- masser en dispersion : masser en poussant de la base du doigt vers l'extrémité distale 100-300 fois.

But : soigner les problèmes des urines rouges rares, anurie.

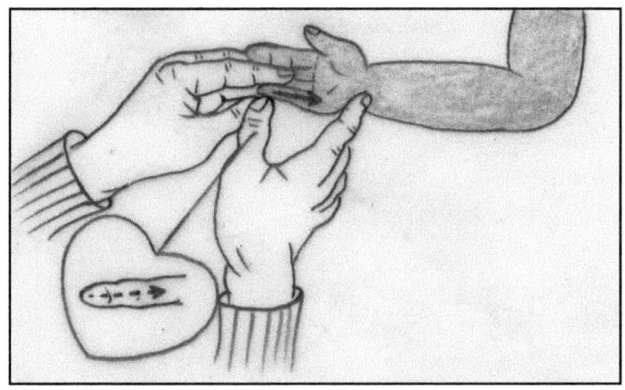

Masser Shending 肾顶

Localisation :
Point situé à l'extrémité de l'auriculaire.

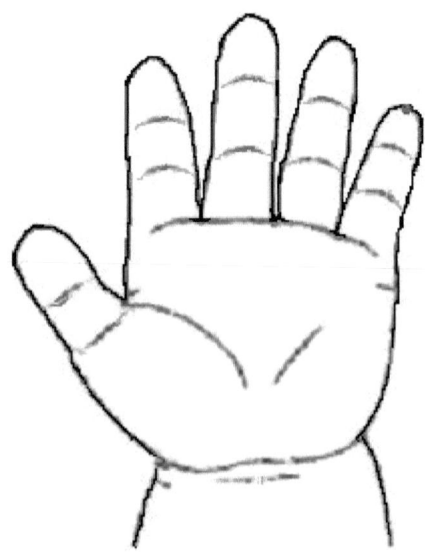

Méthode :

- masser en frottant ce point avec le majeur et le pouce 100-500 fois.

But : soigner les problèmes de sueurs nocturnes.

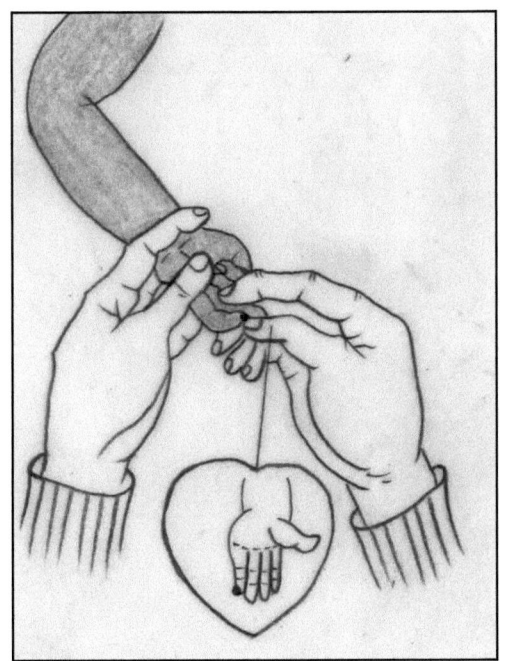

Masser Shenwen 肾纹

Localisation :

Point situé la ligne des reins située sur la paume, entre les plis de flexion inter phalangiens de l'auriculaire.

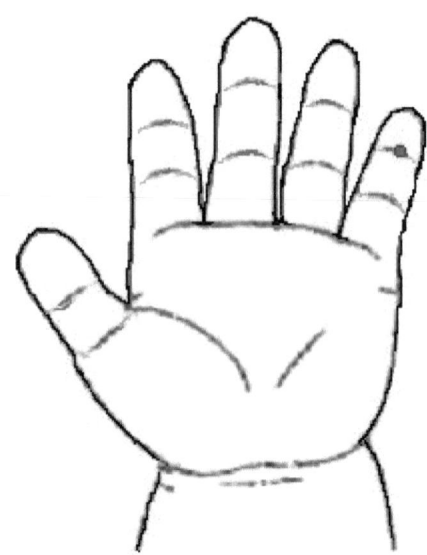

Méthode :

- masser en poussant cette partie, entre les deux lignes de l'articulation d'auriculaire avec le majeur ou le pouce 100-500 fois.

But : soigner les problèmes des yeux rouges, abcès de la bouche.

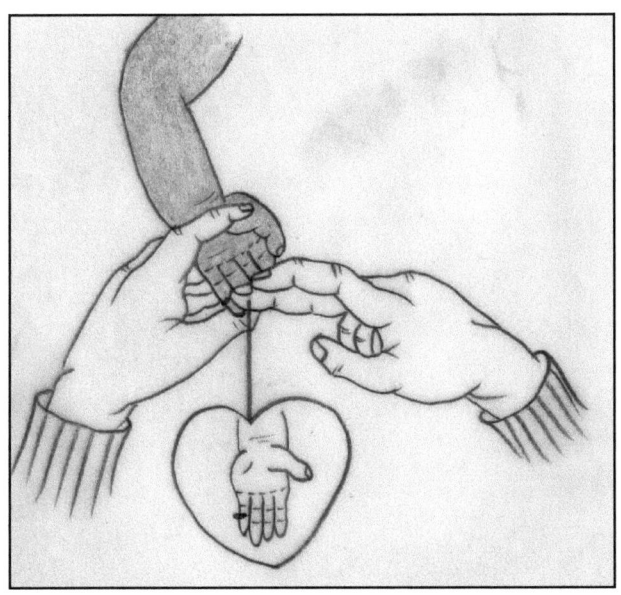

Masser Sihengwen 四横纹

Localisation :

Point situé sur les premières articulations de l'index, du majeur, de l'annulaire, de l'auriculaire.

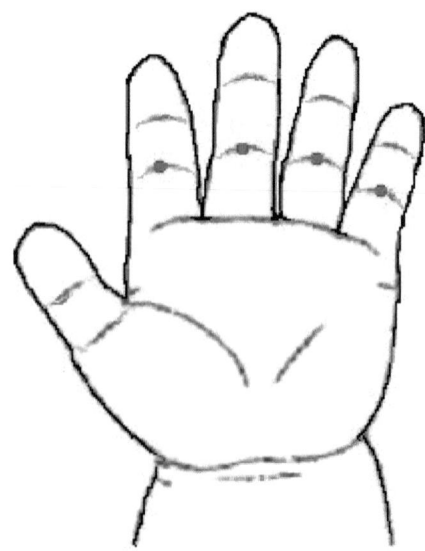

Méthode :
- avec le pouce, pincer ces quatre lignes 5 fois pour chaque doigt.

- avec l'index, le majeur, l'annuaire et l'auriculaire ensemble, masser de la ligne de la première articulation de l'index jusqu'à la ligne de la première articulation de l'auriculaire (le sens horizontal), 100-300 fois.

But : soigner les maux de ventre (ballonnements, mauvaise digestion), les convulsions, l'asthme, la sécheresse des lèvres.

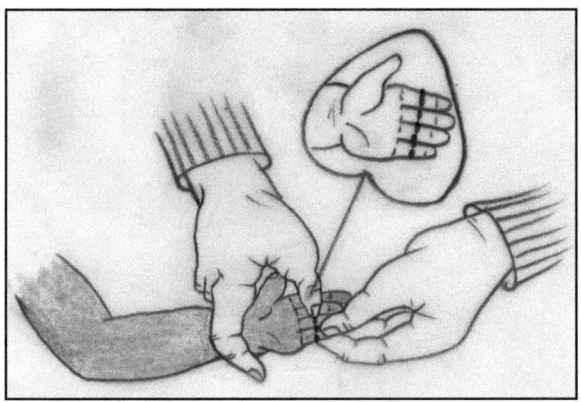

Masser Xiaohengwen 小横纹

Localisation :

Point situé sur l'articulation de la jonction entre les doigts et la paume.

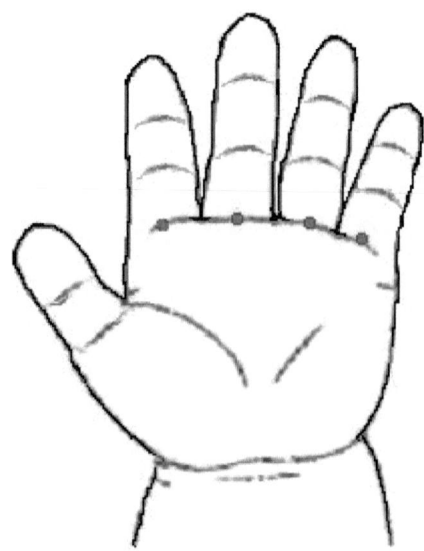

Méthode :

- avec le pouce, pincer cette zone 5 fois.

- avec le côté du pouce, masser en poussant cette zone 100-300 fois.

But : soigner les problèmes de stress, d'angoisse, d'abcès de la bouche, la sècheresse des lèvres, le gonflement du ventre.

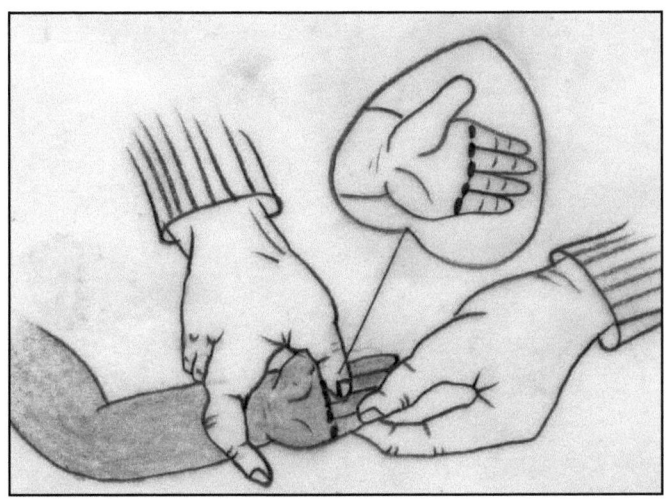

Masser Zhangxiaohengwen 掌小横纹

Localisation :

Point situé première ligne située sur le bord extérieur de la paume juste après la ligne de jonction entre l'auriculaire et la paume de la main.

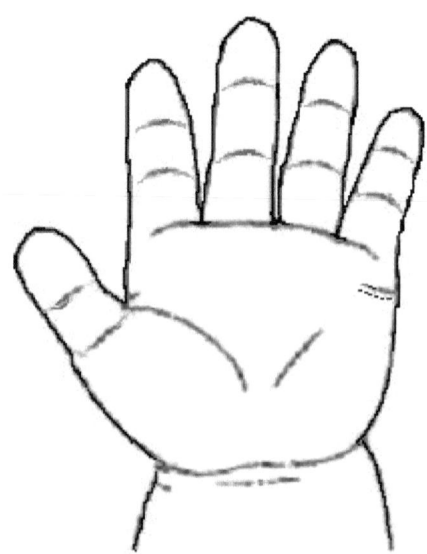

Méthode :

- avec le majeur ou le pouce appuyer ou frotter cette zone entre 100-500 fois.

But : soigner les problèmes de muqueuses et d'abcès de la bouche, de toux, et de sécrétion de salive excessive.

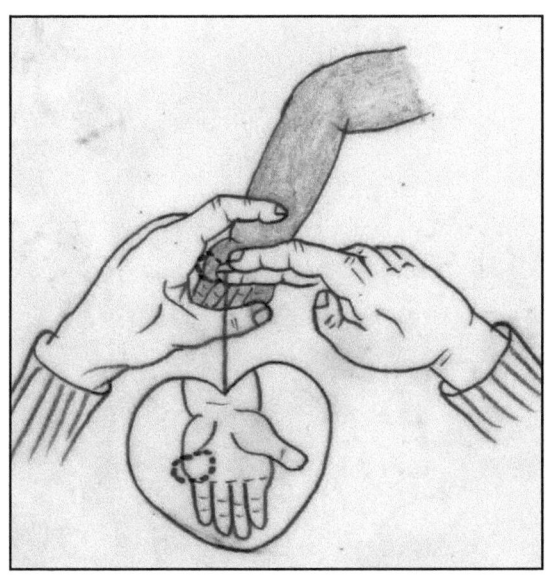

Masser Weijing 胃经 (méridien de l'estomac)
Localisation :
Point situé depuis la jonction de la paume et du pouce jusqu'à la première articulation du pouce.

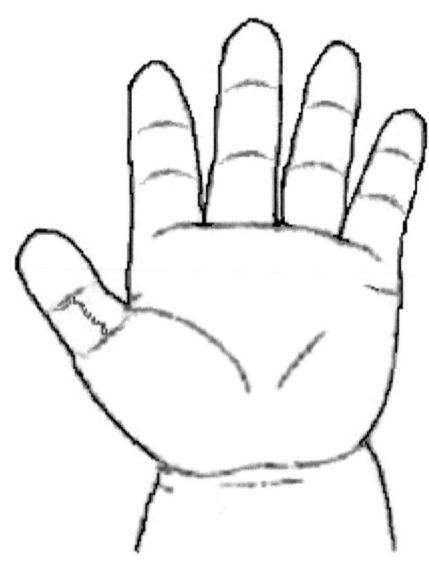

Méthode :

- masser en tonification : masser en frottant cette zone avec le pouce 100-500 fois.

- masser en dispersion : masser en poussant de l'articulation vers la base de pouce 100-500 fois.

But : soigner les problèmes de vomissement, nausée, soif, faim, mauvaise digestion, manque d'appétit, crachement de sang.

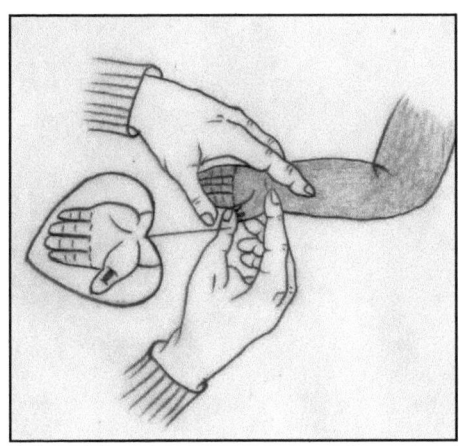

Masser Banmen 板门

Localisation :

Point situé depuis la partie de la main qui se trouve entre le pouce et l'index jusqu'à la base de la paume (éminence thénar).

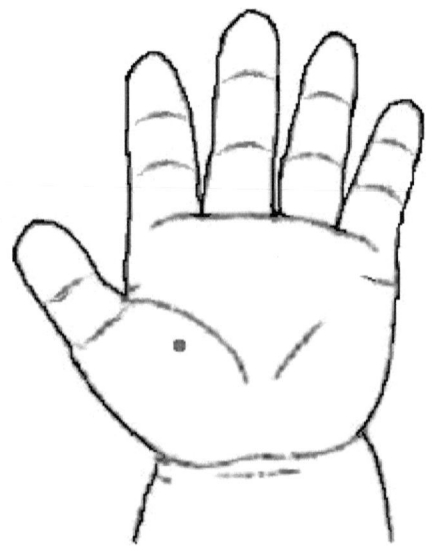

Méthode :
- masser en frottant cette zone avec le pouce
  100-300 fois.

But : soigner les problèmes de mauvaise digestion, le manque d'appétit, le gonflement du ventre, la diarrhée, les vomissements, la flatulence.

- masser en poussant
  depuis la base du pouce
  jusqu'à la base de la
  paume 100-300 fois.

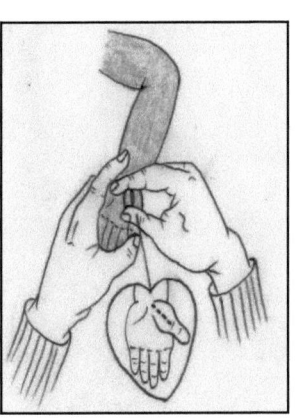

But : arrêter la diarrhée.

- masser en poussant
  depuis la base de la
  paume jusqu'à la base du
  pouce 100-300 fois.

But : arrêter les vomissements.

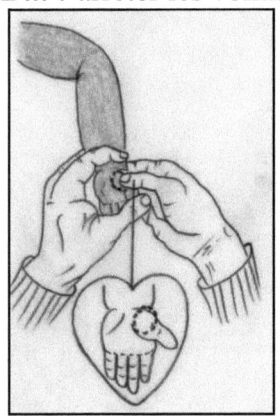

Masser Neilaogong 内劳宫

Localisation :

Point situé au centre de la paume de la main, entre les points de contact du médius et de l'annulaire avec la paume quand la main est fermée.

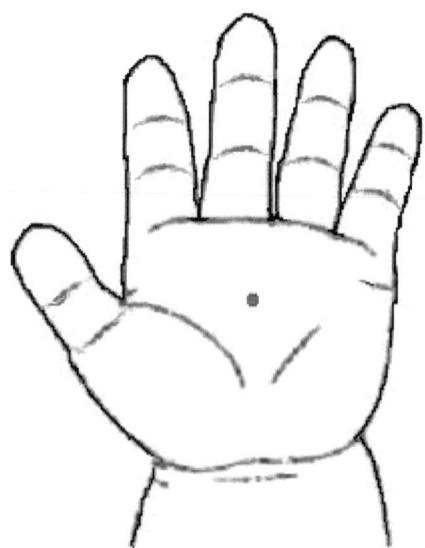

Méthode :

- avec la main gauche, tenir la main droite de l'enfant. Avec l'extrémité du majeur, masser en frottant ce point 100-300 fois.

But : soigner les problèmes de fièvre, d'inflammation de la bouche, d'angoisse, de faim et de soif.

- pousser depuis la base de l'auriculaire vers la ligne longeant le bord externe de l'auriculaire et contournant l'éminence hypothénar, traversant le centre de la base de la paume, remontant jusqu'au Neilaogong, au centre de la paume : 100-300 fois.

But : soigner les problèmes de chaleur au niveau du méridien du cœur et des reins.
Globalement ces massages agissent sur la fièvre, la soif, les abcès buccaux, l'inflammation des gencives, les sensations de chaleur ou de faiblesse du corps et les états de tristesse.

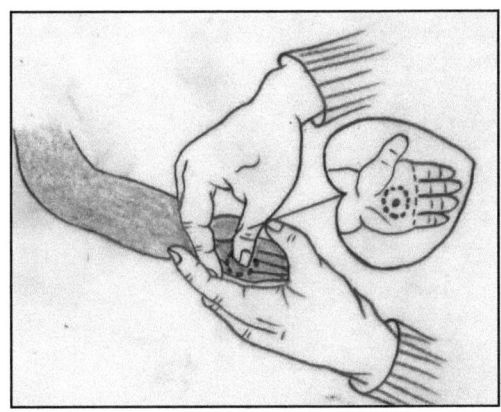

Masser Neibagua 内八卦

Localisation :

Point situé autour du point Neilaogong, au centre de la paume.

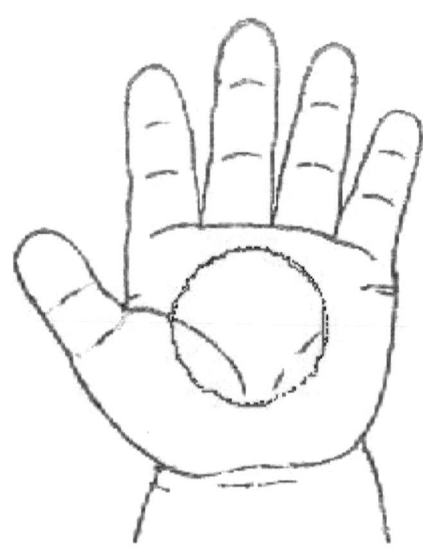

Méthode :

- avec la main gauche, tenir les quatre doigts
  (index, majeur, annulaire, auriculaire) de la
  main gauche de l'enfant, paume vers le haut.

- masser en pressant avec le pouce ou le majeur
  sur la zone autour du point Neilaogong dans
  le sens horaire.

But : soigner la toux, l'asthme (essoufflement), le
ventre ballonné et les vomissements, l'oppression
thoracique.

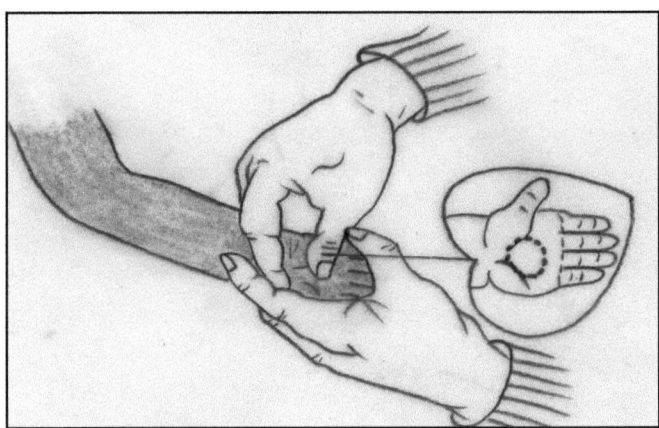

Masser Xiaotianxin 小天心

Localisation :

Point situé au milieu de l'arc joignant la racine du pouce à l'extrémité de l'auriculaire en passant par la base de la paume.

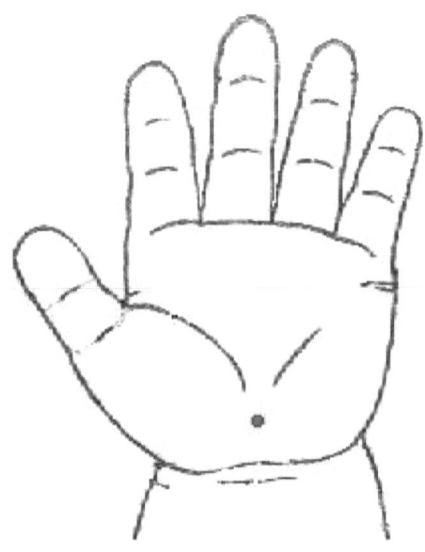

Méthode :
- avec le bout du majeur, masser en frottant avec une légère pression sur ce point : 100-300 fois.
- enfoncer l'ongle du pouce sur ce point : 5-20 fois.
- avec la pointe du majeur ou avec l'articulation du majeur pliée, effectuer une forte pression sur ce point : 5-20 fois.

But : soigner les convulsions, les crispations, la contrariété, les pleurs nocturnes, urines rouges, strabisme, les yeux rouges et douloureux, éruption miliaire et variole.

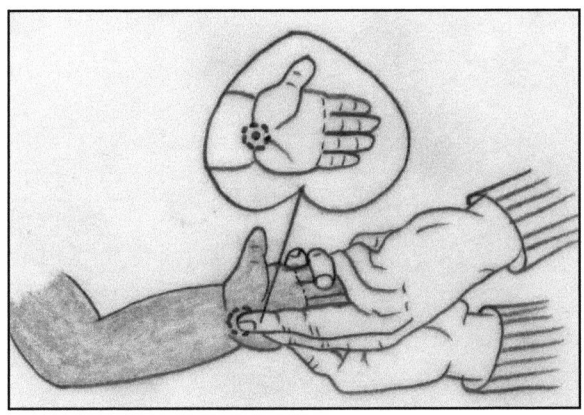

Masser Yunshui Rutu 运水入土
(Transfert de l'eau vers la terre)

Localisation :
Ligne joignant l'extrémité de l'auriculaire à la racine
du pouce en passant par la base de la paume.

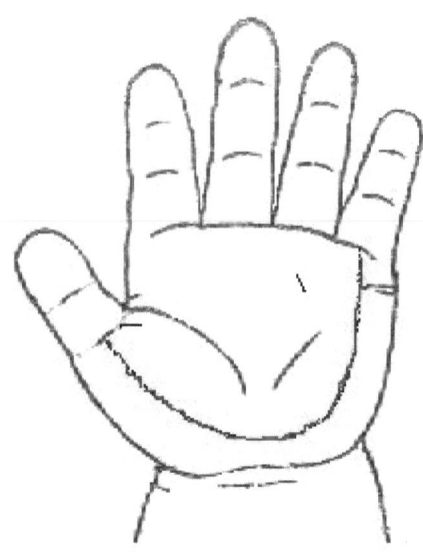

Méthode :

- prendre avec la main gauche les 5 doigts de l'enfant, paume tournée vers le haut.
- avec la face latérale du pouce droit, masser en poussant de l'extrémité de l'auriculaire jusqu'à la racine du pouce en longeant le bord de la paume 100-300 fois.

But : soigner les diarrhées et les constipations.

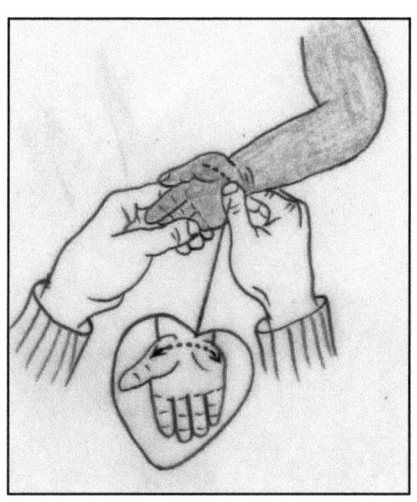

Masser Yuntu Rushui 运土入水
(Transfert de la terre vers l'eau)
Localisation :
Ligne joignant la racine du pouce à l'extrémité de l'auriculaire en passant par la base de la paume.

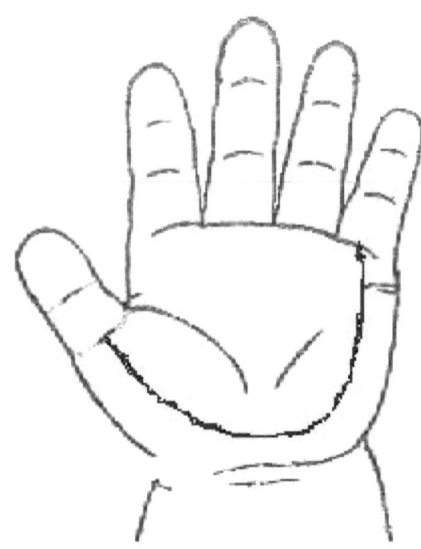

Méthode :
- la paume de la main de l'enfant est tournée vers le haut.

- avec la face latérale du pouce droit, masser en poussant de la racine du pouce jusqu'à l'extrémité de l'auriculaire suivant un arc qui longe la paume 100-300 fois.

But : disperser l'humidité et la chaleur de l'estomac et de la rate pour soigner les diarrhées, les flatulences, borborygmes, dyspepsie, selles liquides.

Masser Zongjing 总筋

Localisation :

Point situé au milieu de la ligne du poignet, après la racine de la paume.

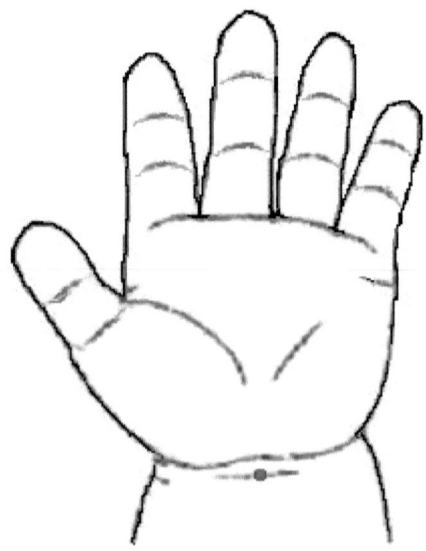

Méthode :

- la paume de la main de l'enfant est tournée vers le haut.

- masser en effectuant une pression sur ce point : 100-300 fois.

- pincer avec l'ongle de pouce 3-5 fois.

But : soigner les convulsions, les crispations, l'enfant pleure pendant la nuit, le mal aux dents, la fièvre quotidienne, les boutons de fièvre au bord des lèvres.

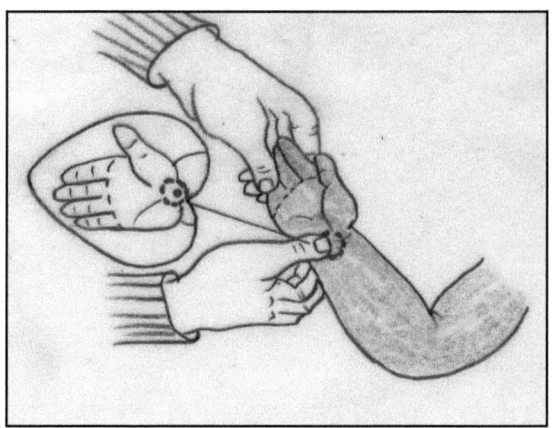

Masser Dahengwen 大横纹

Localisation :

Point situé sur toute la ligne du poignet, au pli du poignet.

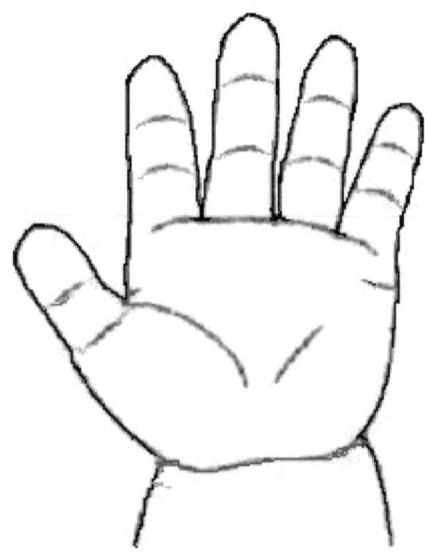

Méthode :
- avec les pouces, masser en poussant depuis le centre de cette zone vers les deux extrémités du poignet, 30-50 fois.

- avec les pouces, masser en poussant depuis les deux extrémités du poignet jusqu'au centre, 30-50 fois.

But : soigner les problèmes de froid et de chaleur excessive du corps, les mucosités, l'angoisse, l'anxiété, l'agitation, la diarrhée, les flatulences, les borborygmes, la dyspepsie, les vomissements.

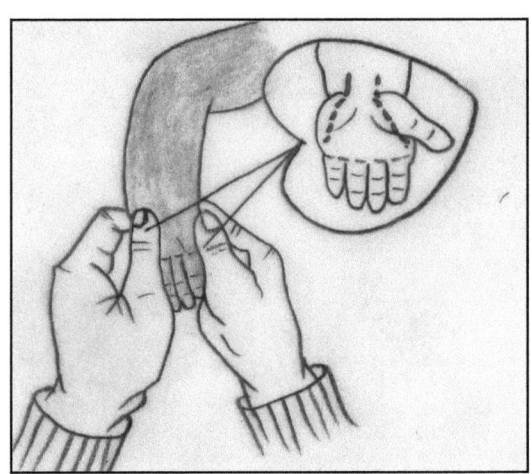

Masser Shixuan 十宣

Localisation :

Point situé sur les ongles des dix doigts (entre la couleur rouge et blanche).

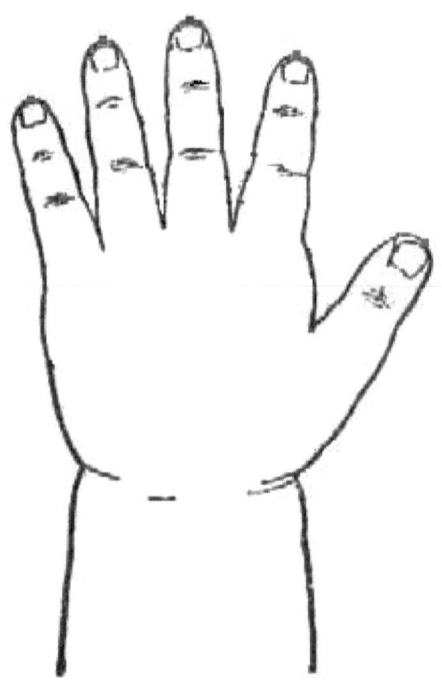

Méthode :
- avec le pouce, pincer les dix points, 5 fois pour chaque point, ou pincer jusqu'à ce que l'enfant reprenne conscience.

But : soigner les convulsions, la fièvre, la perte de connaissance.

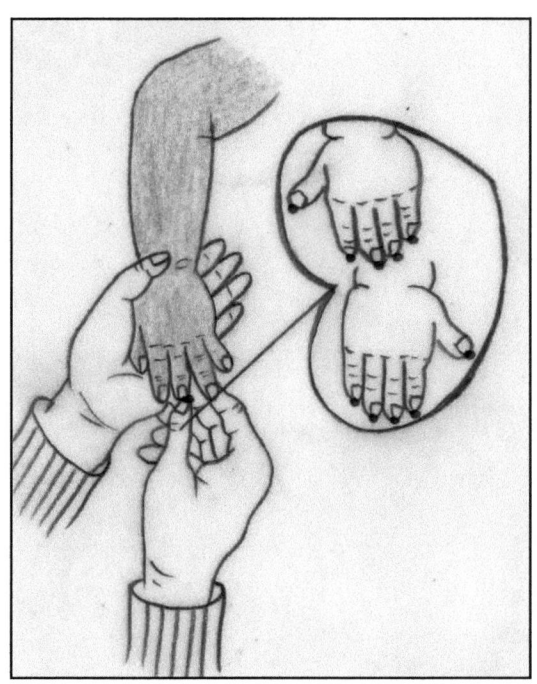

Masser Laolong 老龙

Localisation :

Point sur le point après la racine de l'ongle du majeur.

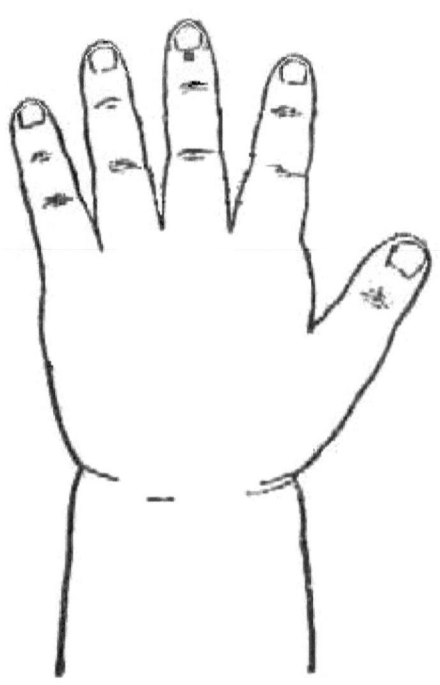

Méthode :
- pincer 5 fois ou pincer jusqu'à la reprise de conscience.

But : soigner les convulsions (en urgence).

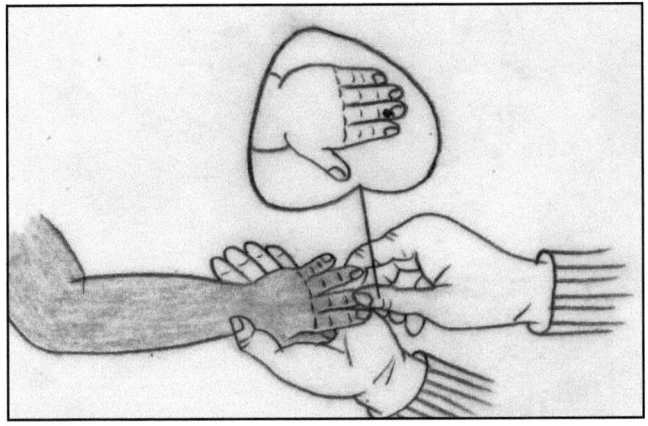

Masser Duanzheng 端正

Localisation :

Point situé sur les deux côtés de l'ongle du majeur (entre la couleur rouge et blanche).

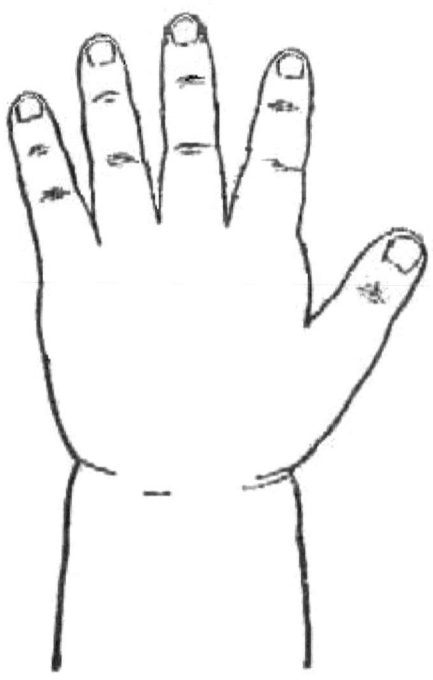

Méthode :

- avec l'ongle du pouce appuyer fortement sur les deux côtés 5 fois.

- ou avec la pulpe du pouce, masser en frottant ces deux côtés 50 fois.

But : soigner les convulsions, les vomissements, la diarrhée, la dysenterie.

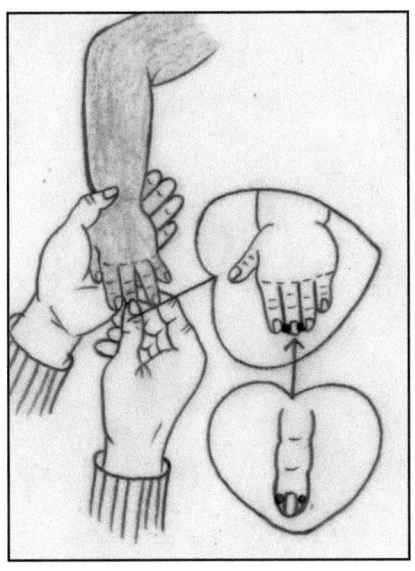

Masser Wuzhijie 五指节

Localisation :

Point situé sur la première articulation des cinq doigts.

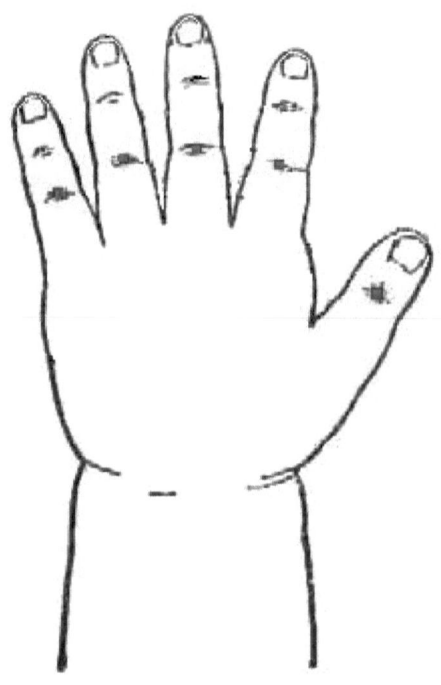

Méthode :
- la paume de la main est tournée vers bas.

- avec l'ongle du pouce, pincer sur les articulations 3-5 fois.

- avec le pouce et l'index, masser en frottant les articulations 30-50 fois.

But : soigner les convulsions, l'angoisse, la toux, les mucosités, la peur, saliver.

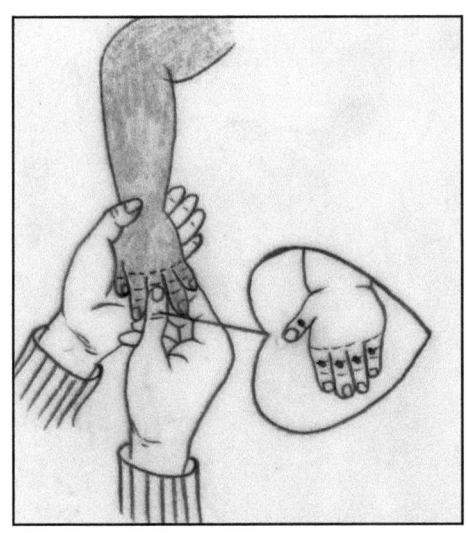

Masser Ersanmen 二扇门

Localisation :
Point situé sur les deux côtés de la racine du majeur.

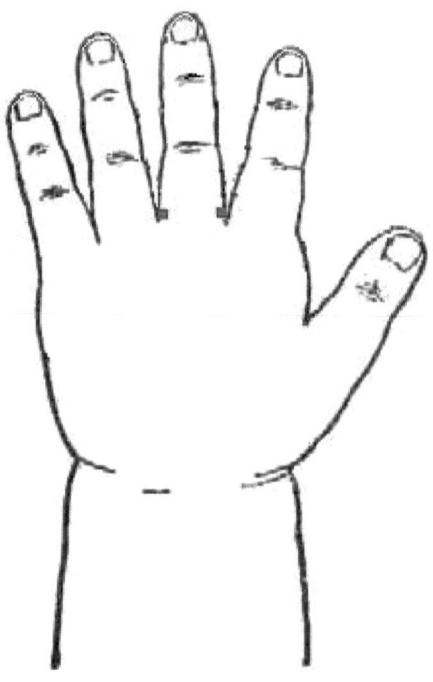

Méthode :

- avec l'ongle du pouce, appuyer fortement sur ces deux côtés 5 fois.

- avec le pouce, masser en frottant ces deux côtés 100-500 fois.

But : soigner les convulsions, les spasmes, les bouffées de chaleur.

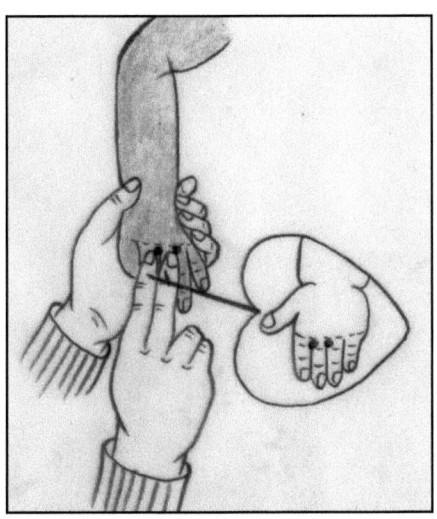

Masser Shangma 上马

Localisation :

Point situé sur le creux entre la racine de l'annulaire
et l'auriculaire.

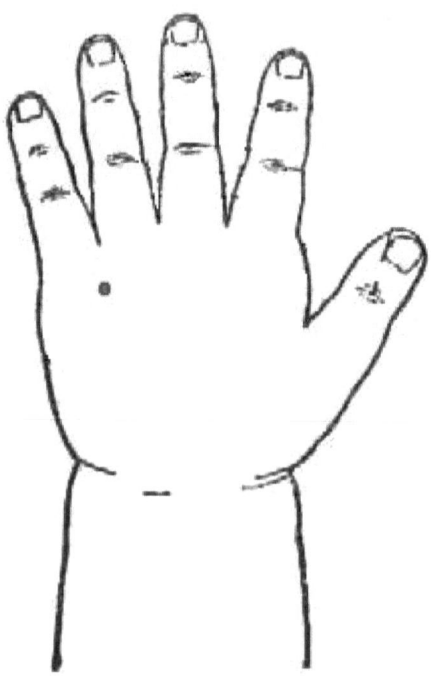

Méthode :

-    avec l'ongle du pouce, appuyer fortement sur ce creux 3-5 fois.

-    avec le bout du pouce, masser en frottant ce creux 100-500 fois.

But : soigner la toux (provenant de la chaleur vide du corps), urine rouge ; les coliques, les douleurs dentaires, les grincements de dents.

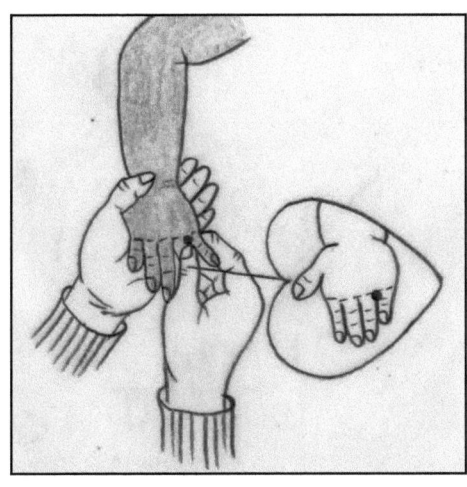

Masser Wailaogong 外劳宫
Localisation :

Point situé sur le dos de la main, opposé au point Neilaogong (au centre de la paume).

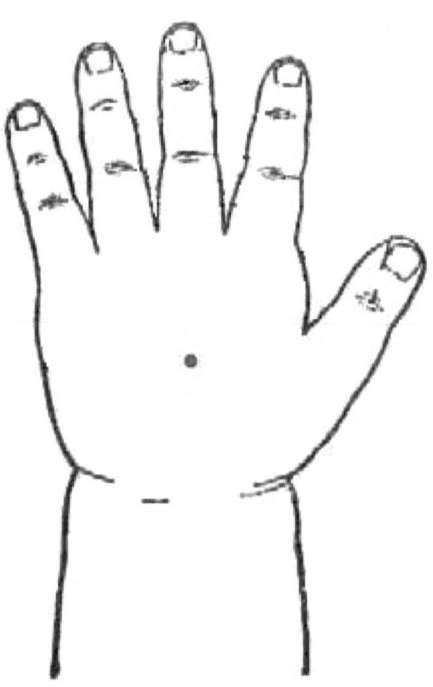

Méthode :
- avec le majeur ou le pouce, masser en frottant ce point 100-300 fois.

- avec le pouce, appuyer fortement sur ce point 5 fois.

But : soigner les refroidissements, le rhume, la colique, les flatulences, la diarrhée, la dysenterie, les hémorroïdes, les hernies.

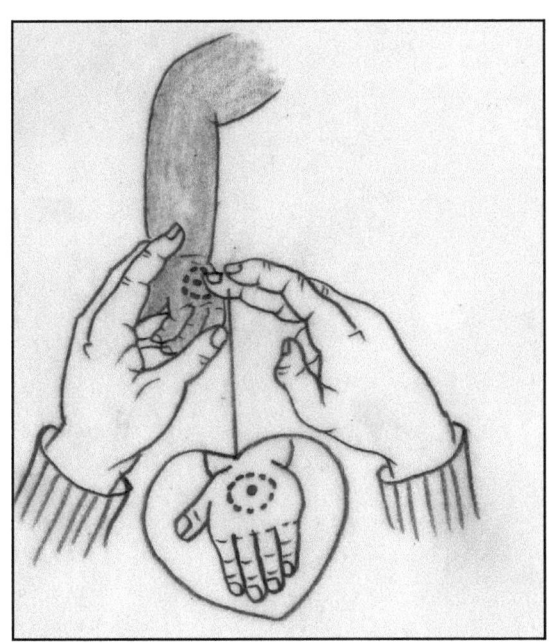

Masser Weiling 威灵

Localisation :

Point situé sur le dos de la main entre les deuxième et troisième métacarpiens.

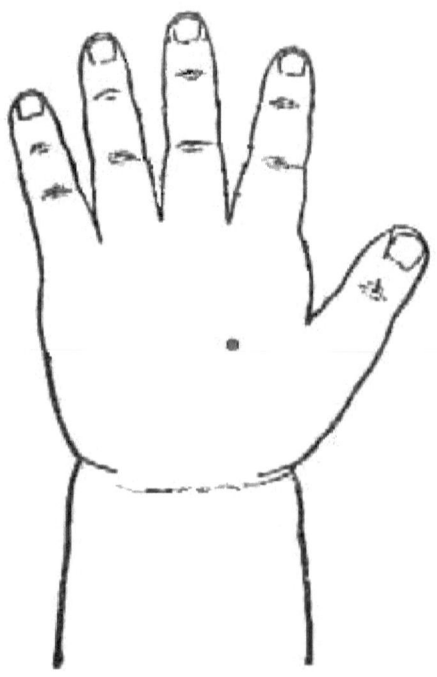

Méthode :
- avec le pouce, pincer cette zone 5 fois.

But : soigner les convulsions.

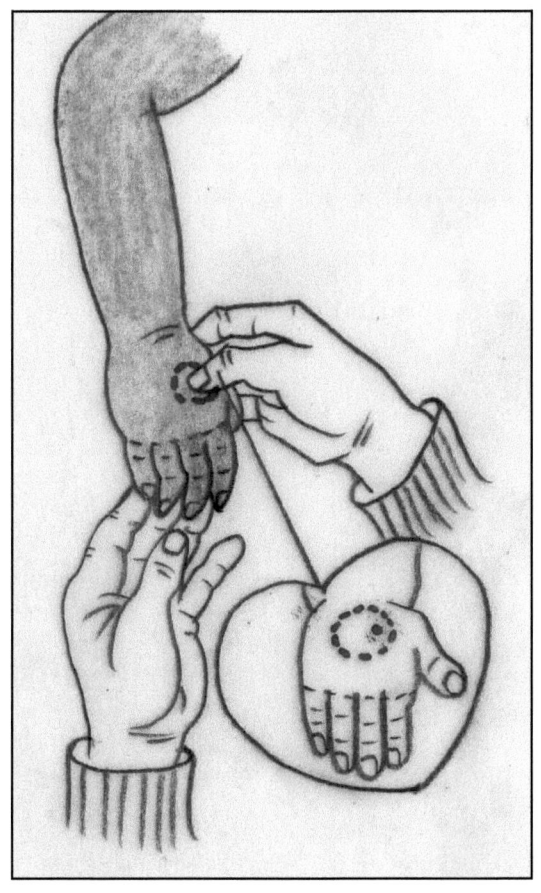

Masser Jingling 精宁

Localisation :

Point situé sur la main, entre les quatrième et cinquième métacarpiens.

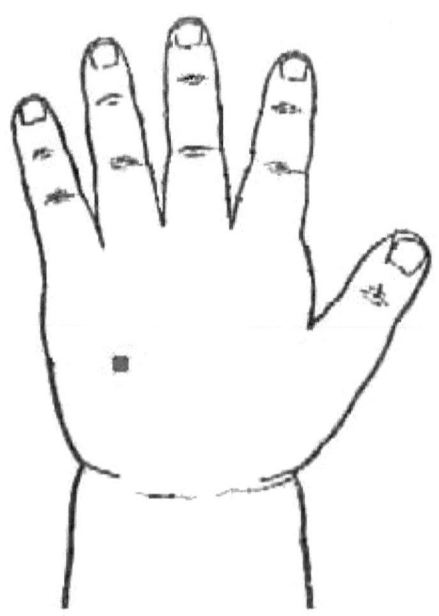

Méthode :
- avec le pouce, pincer cette zone 5-10 fois.

But : soigner les mucosités et les nausées, dyspepsie, les orgelets.

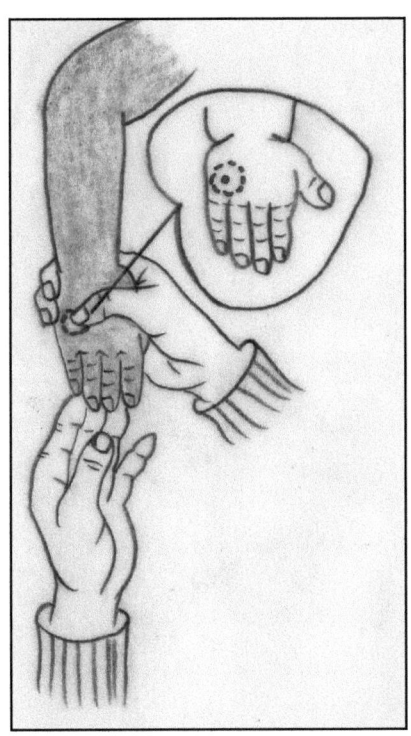

Masser Waibagua 外八卦

Localisation :

Point situé sur le dos de la main, autour de Wailaogong, opposé au point de Neibagua.

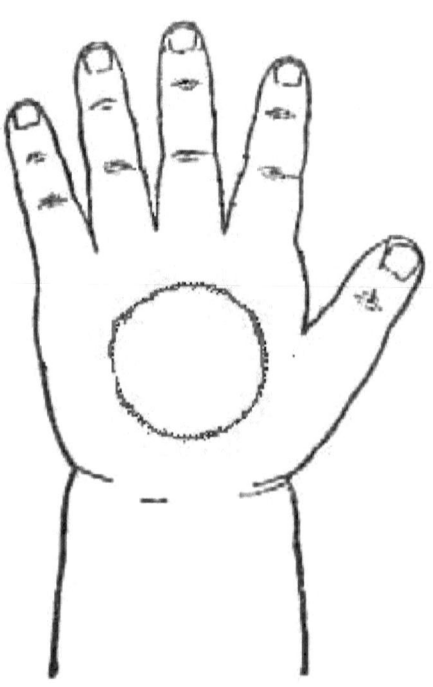

Méthode :
- avec le pouce, masser dans le sens des aiguilles d'une montre 100-300 fois.

But : soigner l'oppression thoracique, les flatulences, la constipation.

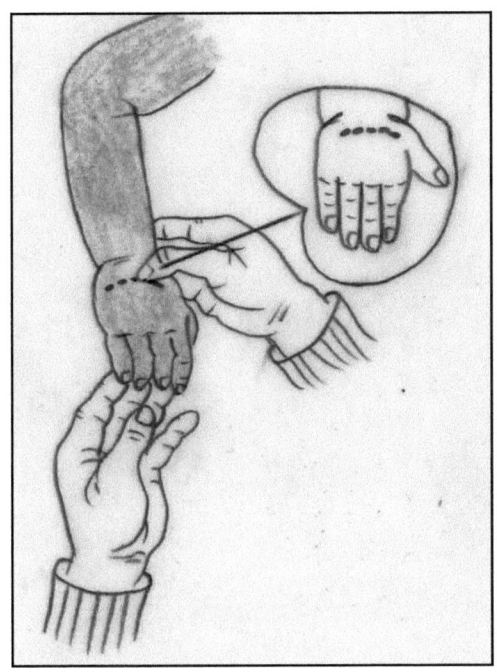

Masser Yiwofeng 一窝风

Localisation :

Point situé sur le dos de la main au centre du pli dorsal du poignet.

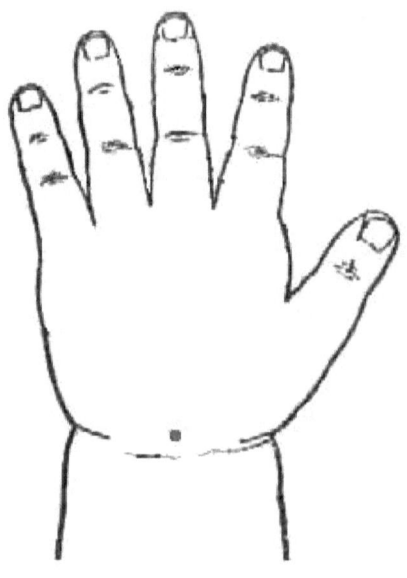

Méthode :
- avec le bout du majeur, masser en frottant ce point 100-300 fois.

But : soigner la colique, le rhume, les douleurs d'articulations, borborygme.

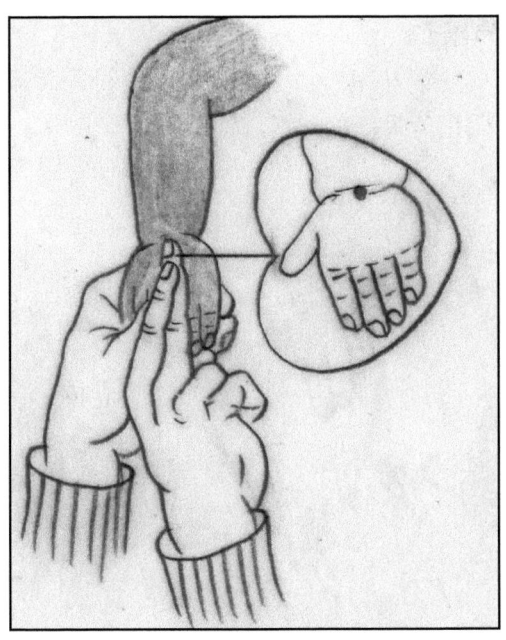

Masser Boyangchi 膊阳池

Localisation :

Point situé à 3 cun en arrière du point de Yiwofeng.

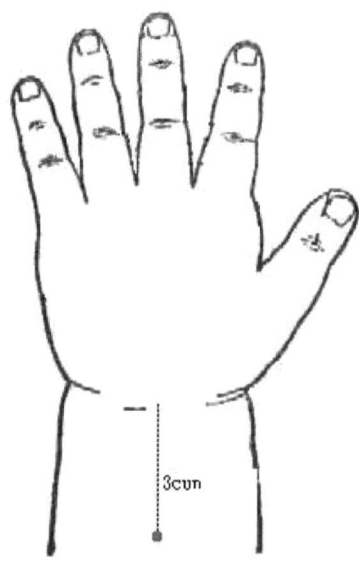

3cun

Méthode :
- avec l'ongle du pouce, appuyer fortement sur ce point 3-5 fois.

- avec le bout du pouce ou du majeur, masser en frottant ce point 100-300 fois.

But : soigner la constipation, le mal de tête.

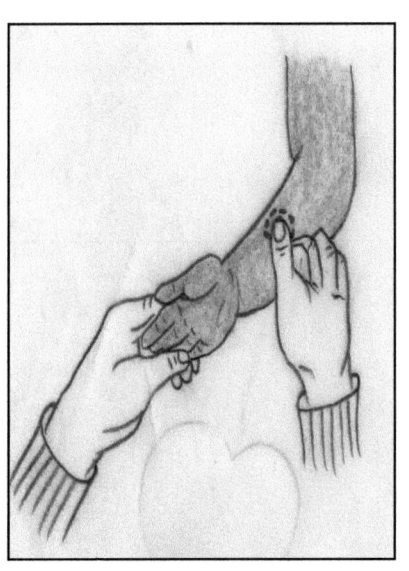

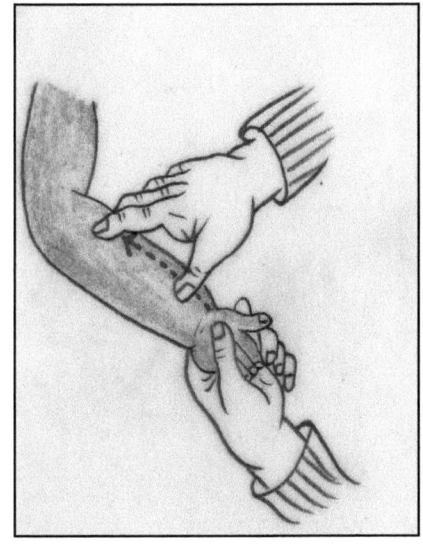

Masser Sanguan 三关

Localisation :

Point depuis Boyangchi jusqu'à Quchi (situé sur l'extrémité radiale du pli du coude).

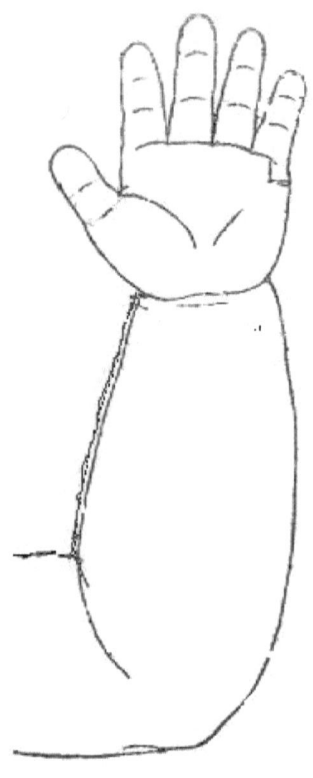

Méthode :

- avec le pouce, ou l'index ou le majeur, masser en poussant depuis le poignet jusqu'au coude 100-300 fois.

- avec le pouce, ou l'index ou le majeur, masser en poussant depuis le côté extérieur de l'auriculaire jusqu'au coude.

But : soigner la fatigue, la colique, la diarrhée, le rhume, le refroidissement des mains et des pieds, les éruptions miliaires.

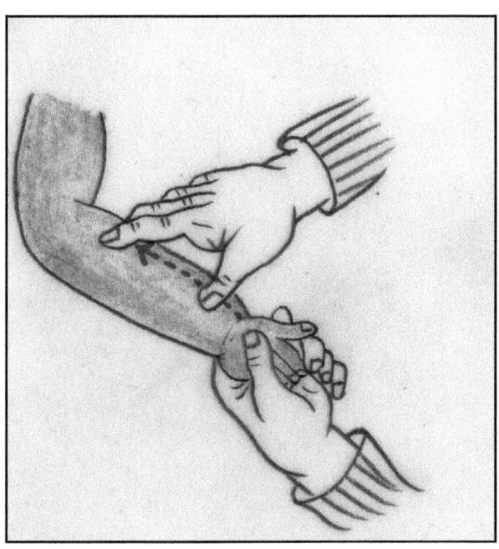

Masser Tianheshui 天河水

Localisation :

La zone depuis le point Zongjing (le centre du poignet) jusqu'au centre de coude, le bras est tourné vers le haut.

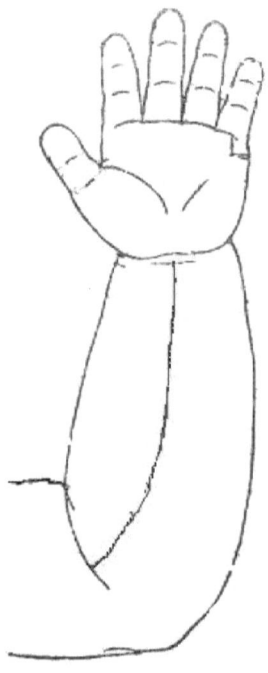

Méthode :

- avec l'index et le majeur, masser en poussant depuis le centre du poignet jusqu'au coude : 100-300 fois.

- avec l'index et le majeur mouillés, masser en tapotant depuis le poignet jusqu'au coude.

- appliquer la deuxième technique en soufflant sur le bras.

But : soigner la fièvre (de l'affection extérieure), la fièvre quotidienne, l'anxiété, l'angoisse, la soif, les convulsions, le bégaiement.

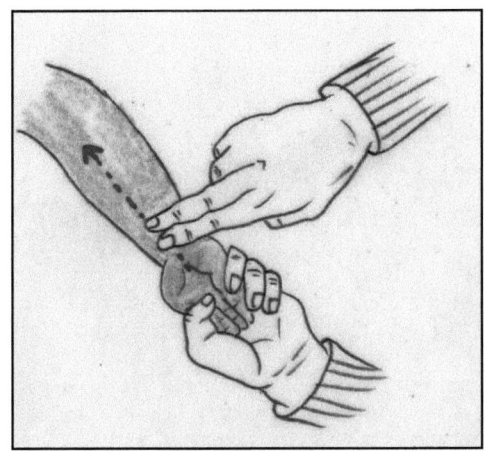

Masser Liufu 六腑

Localisation :

Point situé depuis le point sur le poignet à côté du pouce (poignet tourné vers haut) jusqu'au coude.

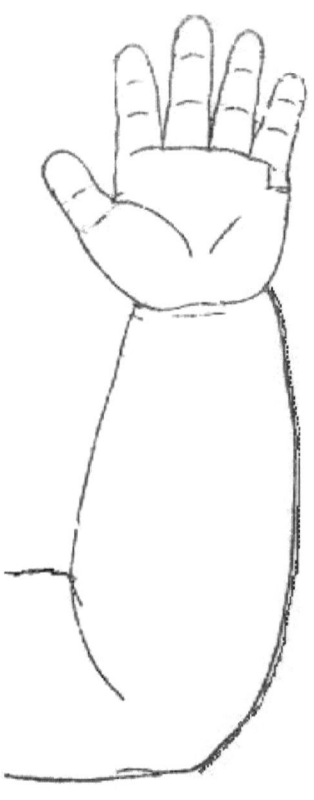

Méthode :

- avec le pouce, ou l'index ou le majeur, masser depuis le coude jusqu'au poignet 100-300 fois.

But : soigner la fièvre, l'angoisse, la soif, les convulsions, les maladies de la langue, le mal de gorge, la constipation, les infections des glandes salivaires.

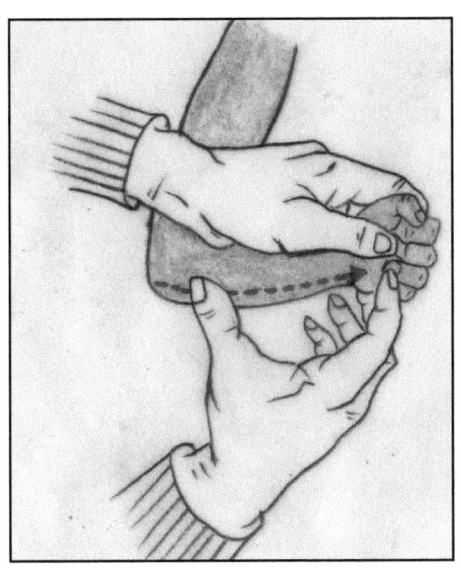

MASSAGE DES JAMBES ET DES PIEDS

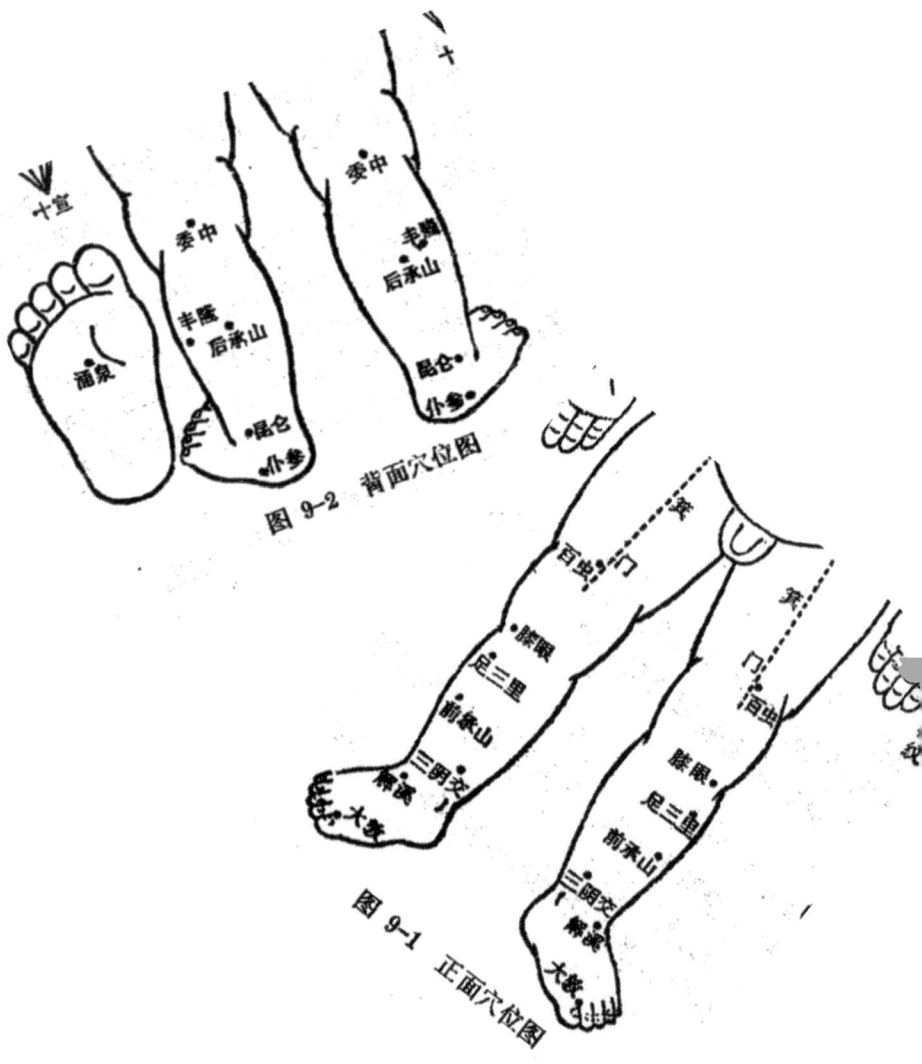

图 9-2 背面穴位图

图 9-1 正面穴位图

Masser Jimen 箕门

Localisation :
Zone située depuis le haut du genou jusqu'à la cuisse.

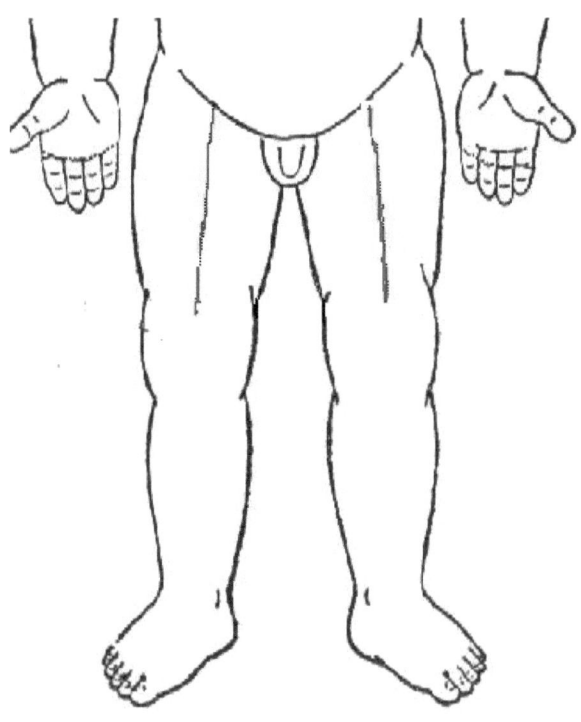

Méthode :
- avec l'index et le majeur, masser en poussant depuis le genou jusqu'à la cuisse 100-300 fois.

But : soigner les problèmes liés à l'appareil urinaire.

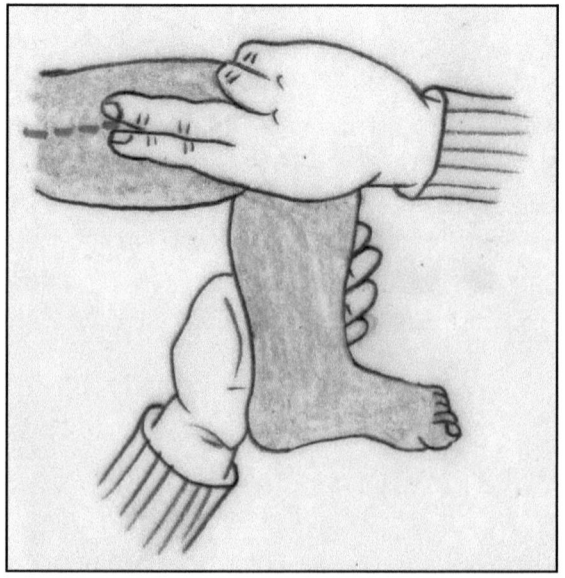

Masser Baichong 百虫

Localisation :

Point situé sur les deux côtés de genou.

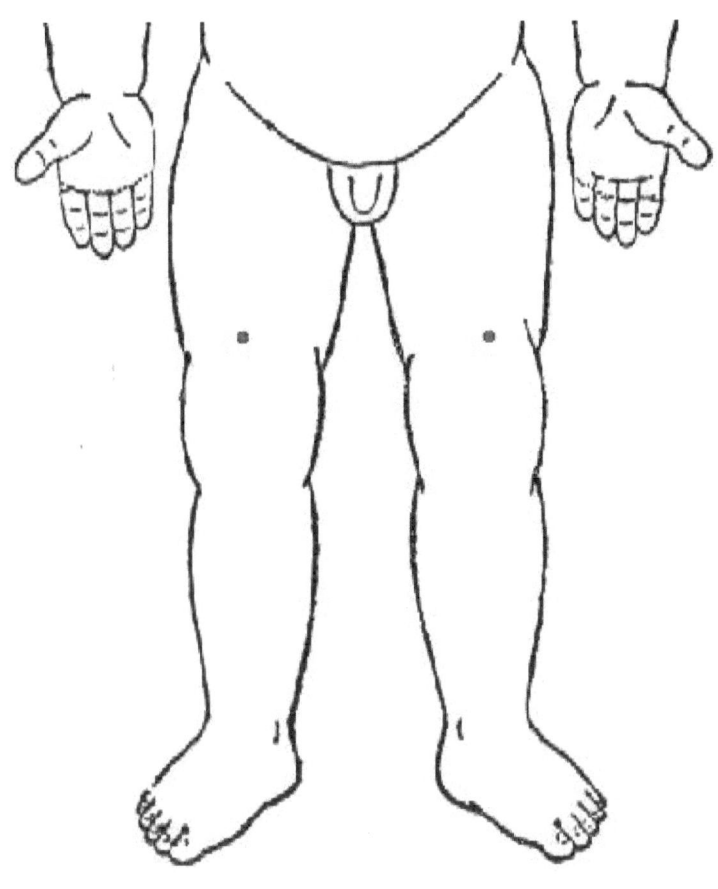

Méthode :
-   avec le pouce et l'index, prendre ou appuyer
    sur les muscles des côtés du genou 5 fois.

But : soigner les spasmes, la paralysie des bras et des
jambes.

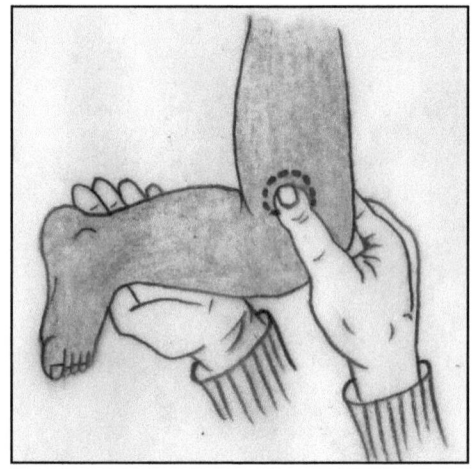

Masser Xiyan 膝眼
Localisation :
Point situé au dessous du genou, côté extérieur des jambes.

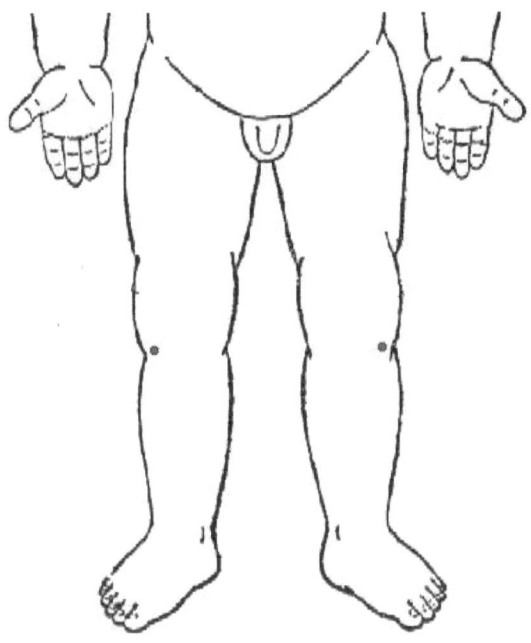

Méthode :
- masser en pressant ce point 5 fois.

But : soigner les convulsions et la paralysie des jambes.

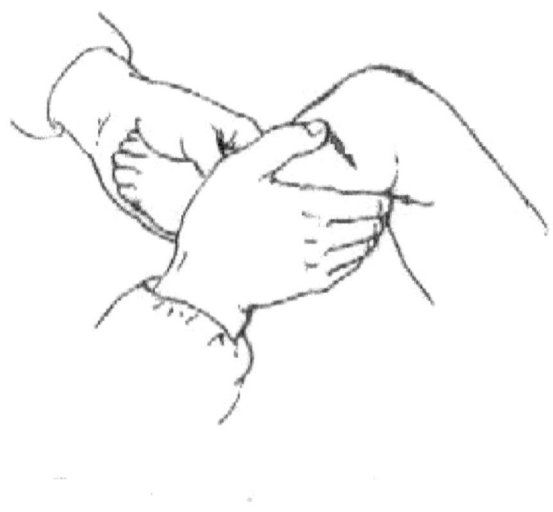

Masser Zusanli 足三里 36E

Localisation :

Point situé à 3 cun dessous de Xiyan.

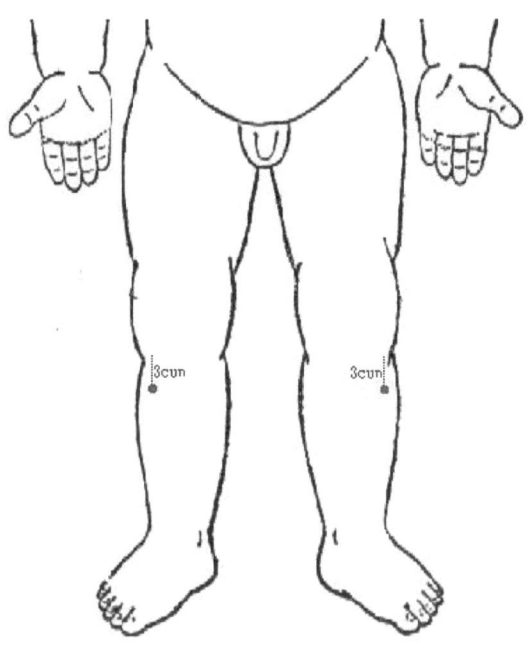

Méthode :
- avec le bout du pouce, masser en frottant ou pressant ce point 50-100 fois.

But : soigner les coliques, les flatulences, la diarrhée, les vomissements, la paralysie des jambes.

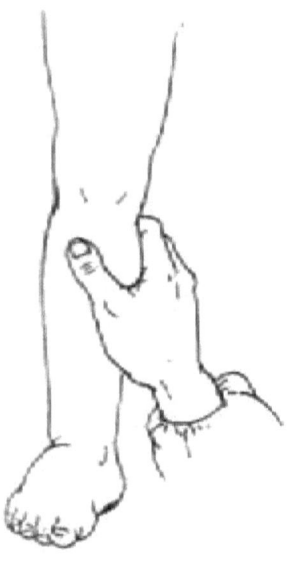

Masser Qianchengshan 前承山

Localisation :

Point situé à côté du tibia.

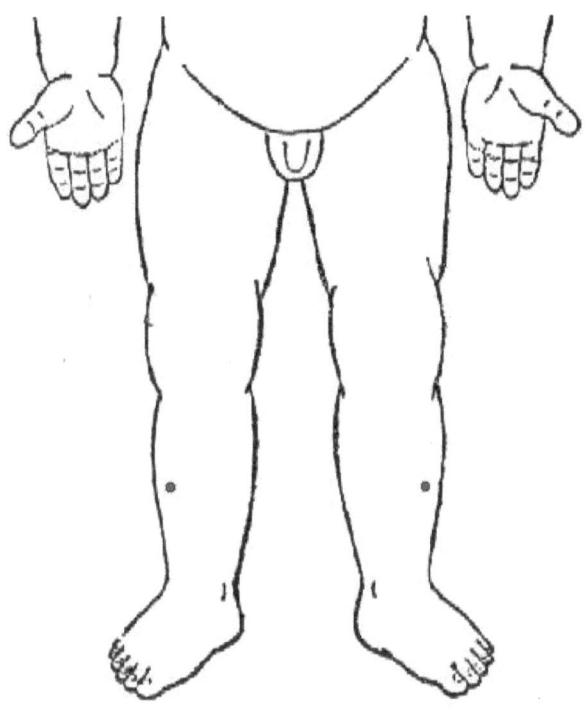

Méthode :
- masser en frottant cette zone 30 fois.
- pincer cette zone 5 fois.

But : soigner les convulsions, les crampes des jambes.

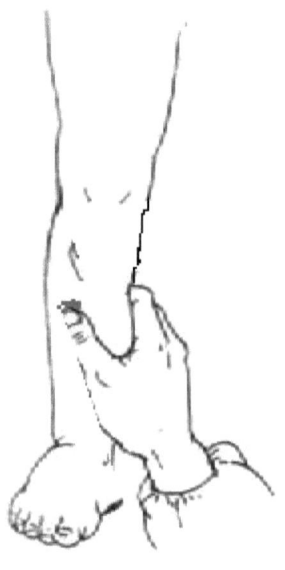

Masser Sanyinjiao 三阴交 6R

Localisation :
Point situé 3 cun au-dessus de l'intérieur de la cheville.

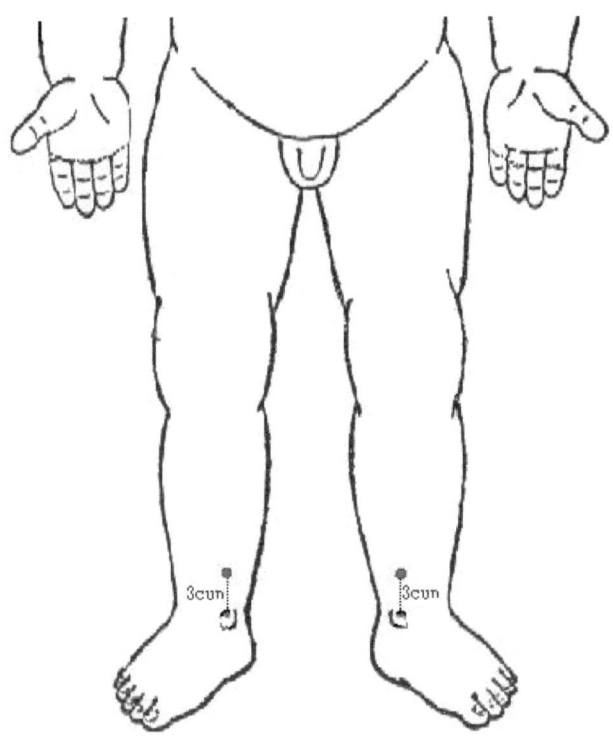

Méthode :

- avec le bout du pouce ou de l'index, appuyer ou masser en frottant ce point 100-200 fois.

But : soigner les problèmes urine, les convulsions, la paralysie des jambes, la mauvaise digestion.

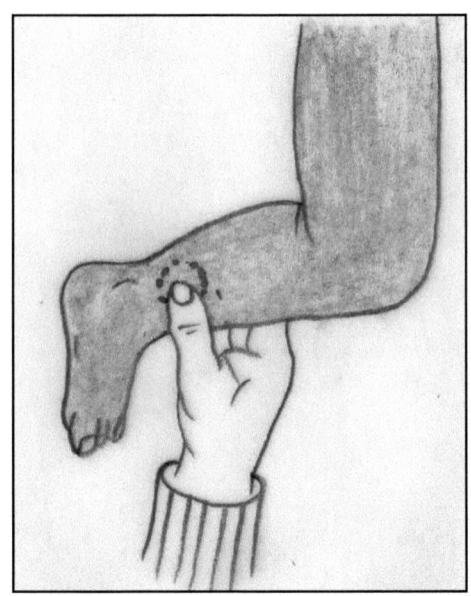

Masser Jiexi 解溪 41E
Localisation :
Point situé au milieu de l'articulation du cou-de-pied.

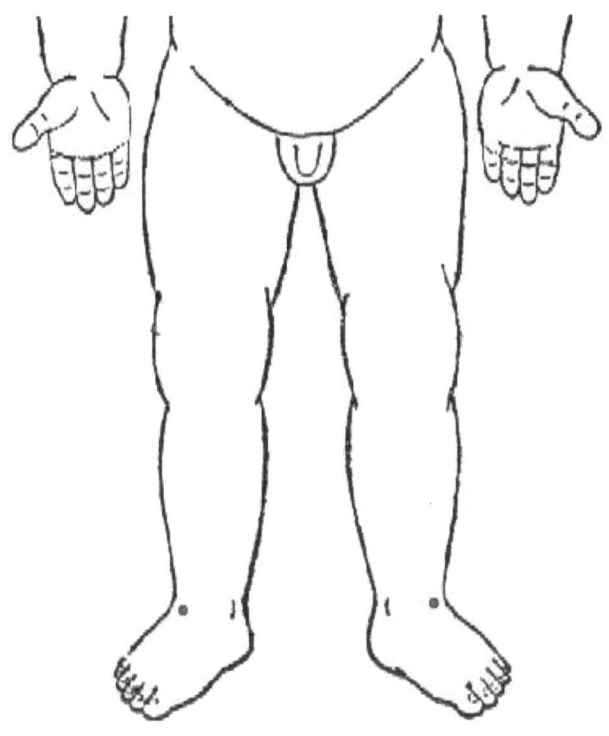

Méthode :
- avec l'ongle du pouce, pincer ce point 3-5 fois.
- avec le bout du pouce, masser en frottant ce point 50-100 fois.

But : soigner les convulsions, diarrhée, vomissements, le blocage de l'articulation.

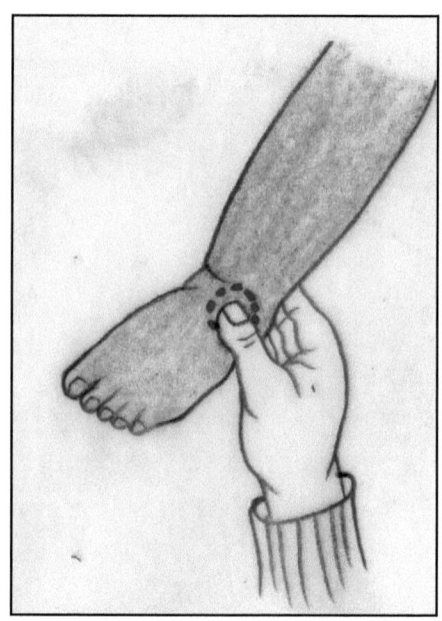

Masser Dadun 大敦 1F

Localisation :

Point situé entre le premier et le deuxième métatarsien.

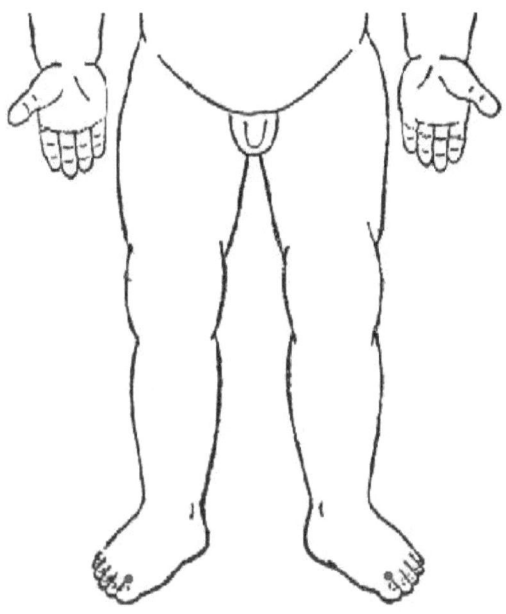

Méthode :

-    avec l'ongle du pouce, pincer ce point.

-    pincer 5 fois.

But : soigner les convulsions.

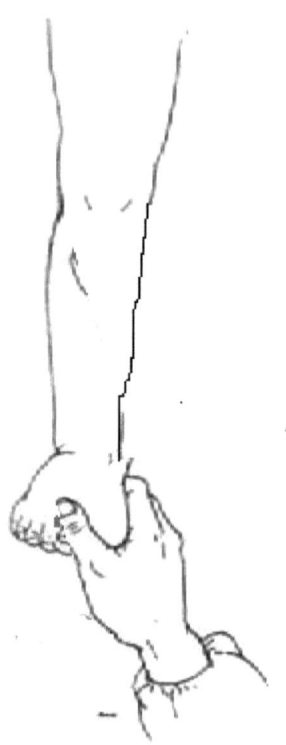

Masser Fenglong 丰隆 40E

Localisation :

Point situé 8 cun dessus de l'extérieur de la cheville.

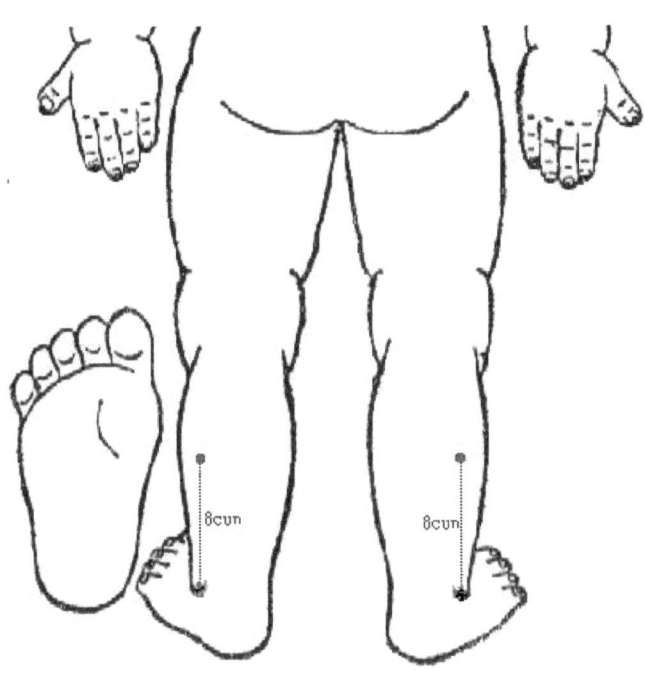

Méthode :

- avec le pouce ou le majeur, masser en frottant ce point 50-100 fois.

But : soigner la toux, les mucosités, l'asthme.

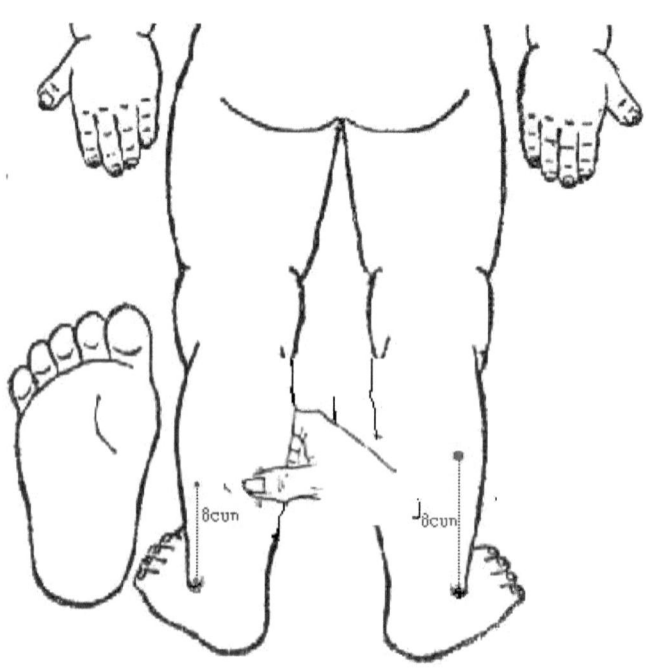

Masser Weizhong 委中 40V

Localisation :

Point situé au milieu du creux poplité, dans la partie molle entre les deux gros tendons.

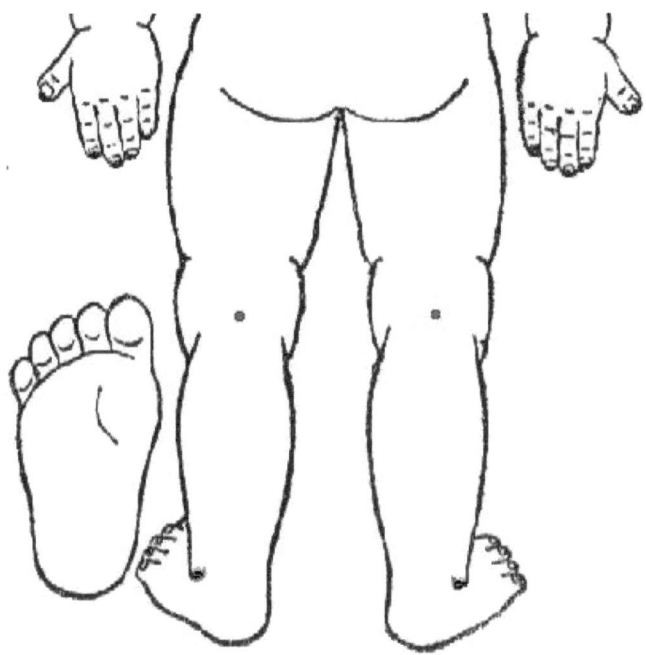

Méthode :
- avec le pouce et l'index, prendre, pincer cette
  zone 5 fois.

But : soigner les convulsions et la paralysie des
jambes.

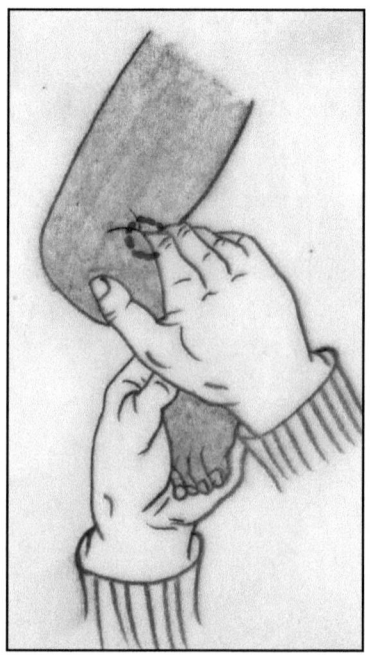

Masser Houchengshan 后承山

Localisation :

Point situé sur le mollet postérieur, opposé de Qianchengshan.

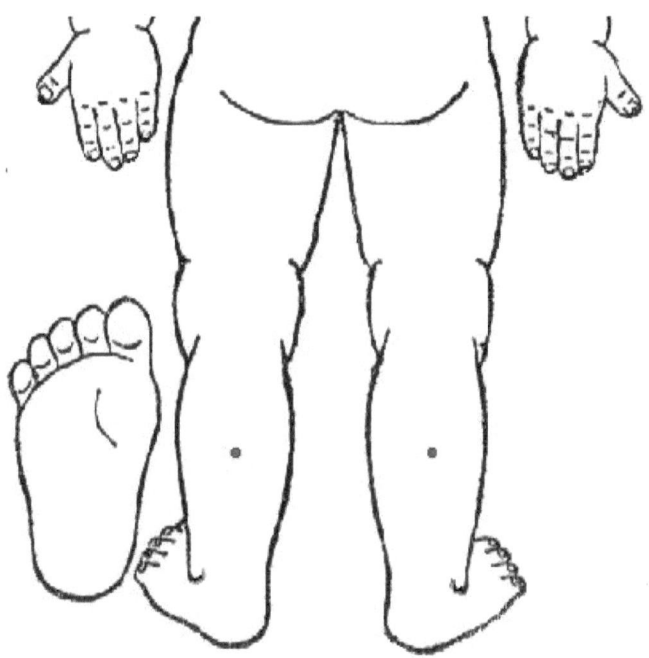

-   prendre (saisir) le muscle de ce point 5 fois.

But : soigner douleurs des jambes, la paralysie des jambes.

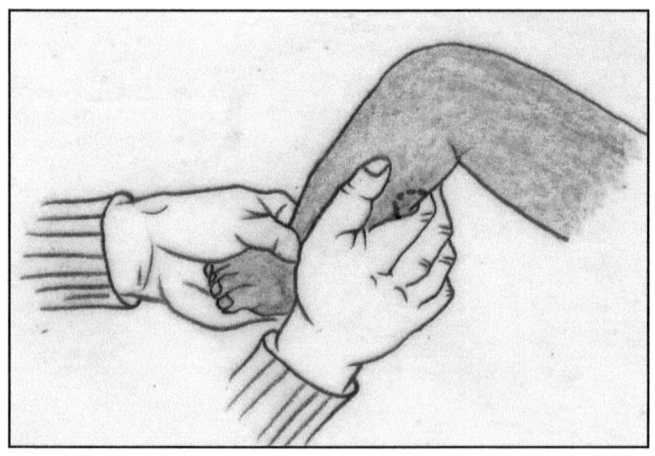

Masser Pushan 仆叁 61V
Localisation :
Point situé sur le creux extérieur du côté de talon.

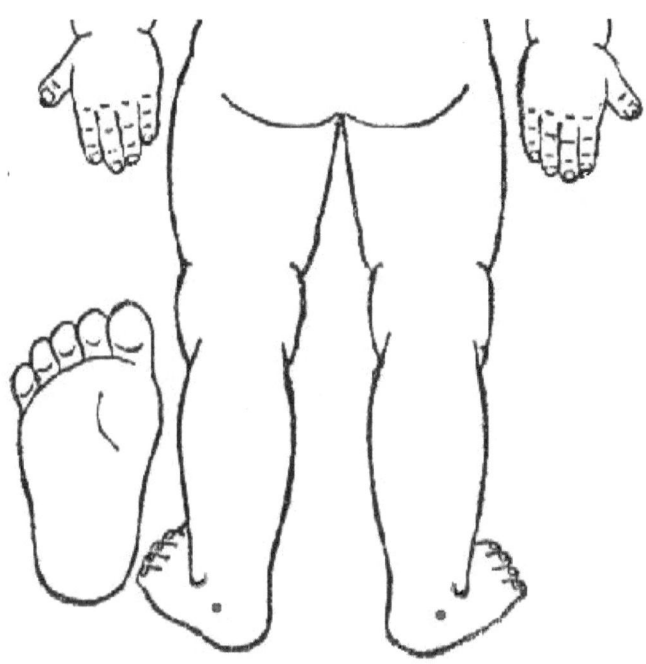

Méthode :
- prendre (saisir) ce point 5 fois.
- ou pincer ce point 5 fois.

But : soigner la perte de conscience ou les convulsions.

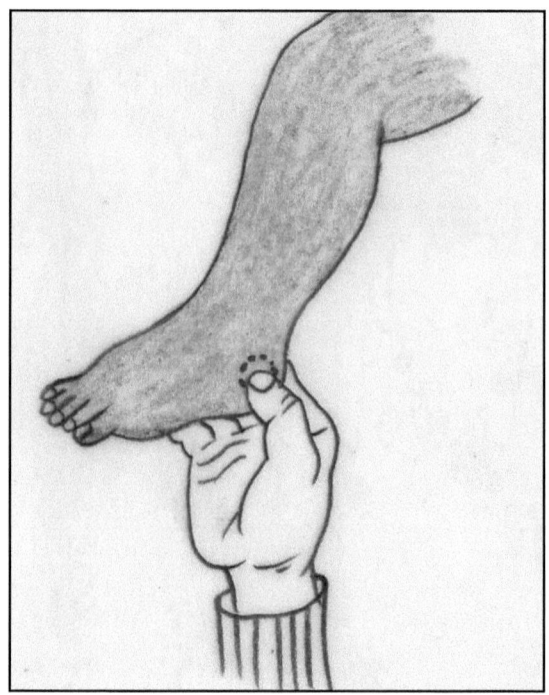

Masser Kunlun 昆仑 60V

Localisation :
Point situé en arrière de la malléole externe, dans le creux au-dessus du talon.

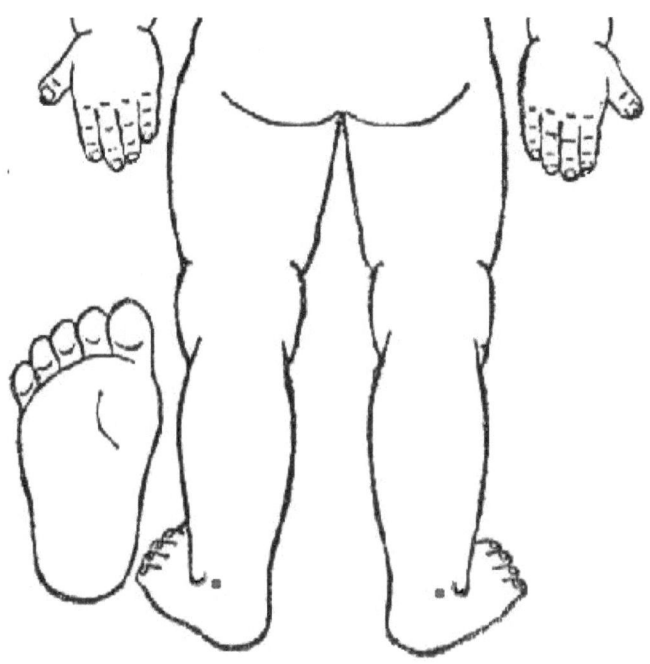

Méthode :
-     pincer ce point 5 fois.

But : soigner les convulsions.

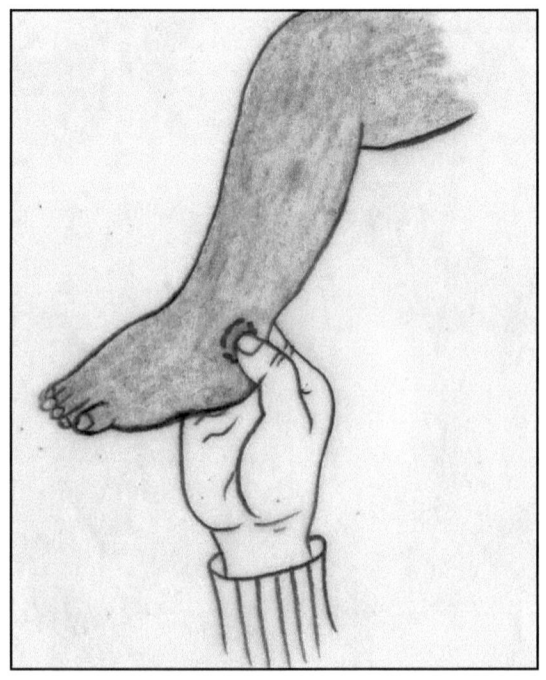

Masser Yongquan 涌泉 1RN

Localisation :

Point situé le creux dessous le milieu des pieds (le pied vers haut).

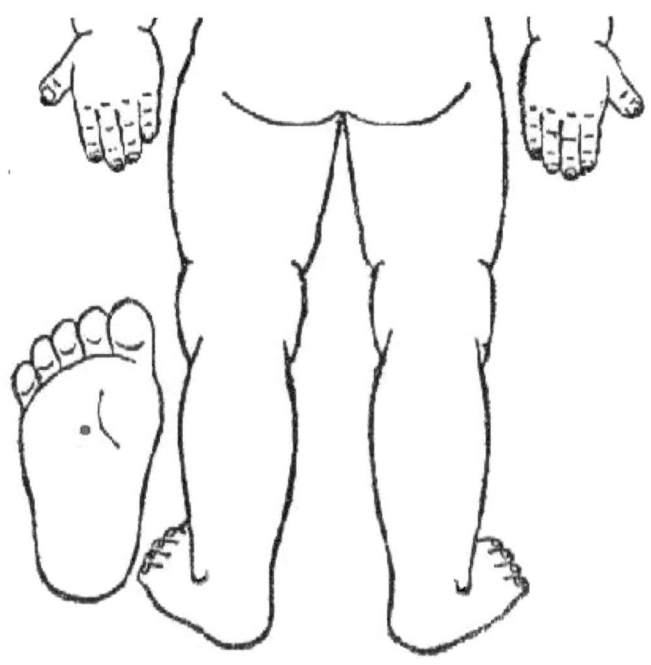

Méthode :
- avec le pouce, masser en poussant depuis ce point jusqu'aux doigts de pieds 50-100 fois.
- avec le pouce masser en frottant depuis ce point jusqu'aux doigts de pieds 50-100 fois.

But : soigner la fièvre, les vomissements, la diarrhée, angoisse par la chaleur.

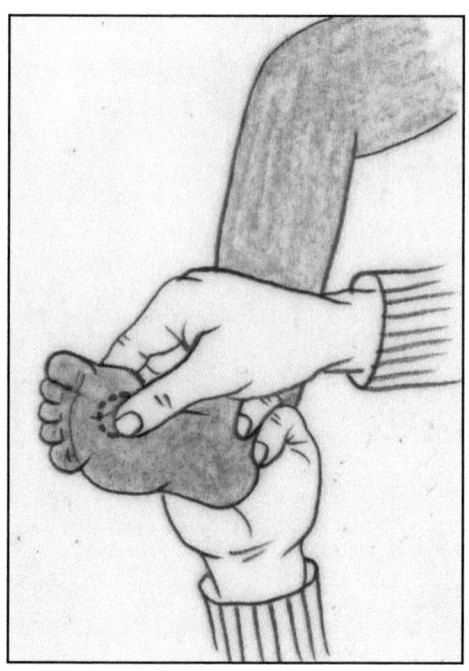

REPERTOIRE THERAPEUTIQUE
Récapitulatif et utilisation des points de massage

Indications   **points**
Fièvre :

攒竹	Zanzhu
坎宫	Kangong
太阳	Taiyang 1VB
风池	Fengchi 20VB
大椎	Dazhui 14VG
肺俞	Feishu 13V
三关	Sanguan
天河水	Tianheshui
六腑	Liufu
总筋	Zongjin
小肠经	Xiaochangjing
二扇门	Ershanmen
老龙	Laolong
涌泉	Yongquan 1Rn

Rhume :

风池	Fengchi 20VB
大椎	Dazhui 14VG
天河水	Tianheshui
内劳宫	Neilaogong
肺经	Feijing

一窝风	Yiwofeng

Maux de tête :

百会	Baihui 20VG
囟门	Xinmen 4MC
攒竹	Zanzhu
坎宫	Kangong
太阳	Taiyang
风池	Fengchi 20VB
威灵	Weiling

Diarrhée :

脾俞	Pishu 20V
肾俞	Shenshu 23V
七节骨	Qijiegu
中脘	Zhongwan 12VC
肚脐	Duqi
丹田	Dantian 5VC
天枢	Tianshu 25E
肚角	Dujiao
大横纹	Dahengwen
内八卦	Neibagua
大肠	Dachang
肾经	Shenjing
运土入水	Yuntu rushui
外劳宫	Wailaogong
端正	Duanzheng
足三里	Zusanli 36E
解溪	Jiexi 41E

涌泉	Yongquan 1Rn

Constipation :

肾俞	Shenshu 23V
七节骨	Qijiegu
肚脐	Duqi
天枢	Tianshu 25E
大肠	Dachang
运水入土	Yunturushui

Vomissements :

大椎	Dazhui 14VG
脾俞	Pishu 20V
乳旁	Rupang
中脘	Zhongwan 12VC
大横纹	Dahengwen
肚脐	Duqi
板门	Banmen
端正	Duanzheng
足三里	Zusanli 36E
涌泉	Yongquan 1Rn

Douleur abdominale :

大横纹	Dahengwen
丹田	Dantian
天枢	Tianshu 25E
肚角	Dujiao
大肠	Dachang
四横纹	Sihengwen
一窝风	Yiwofeng
外劳宫	Wailaogong
足三里	Zusanli 36E

Toux :

肺俞	Feishu 13V
天突	Tantu
内八卦	Neibagua
肺经	Feijing
肾经	Shenjing
精宁	Jingning

Asthme :

天突	Tiantu
膻中	Shanzhong 17VC
乳根	Rugen 18E
肾经	Shenjing
四横纹	Sihengwen

Convulsions :

百会	Baihui 20VG
囟门	Xinme 22VG
坎宫	Kangong
太阳	Taiyang
山根	Shangeng
人中	Renzhong 26VG
脾俞	Pishu 20V
天河水	Tianheshui
肝经	Ganjing
心经	Xinjing
四横纹	Sihengwen
威灵	Weiling
五指节	Wuzhijie
老龙	Laolong
十宣	Shixuan
膝眼	Xiyan
委中	Weizhong 40V
解溪	Jixi 41E

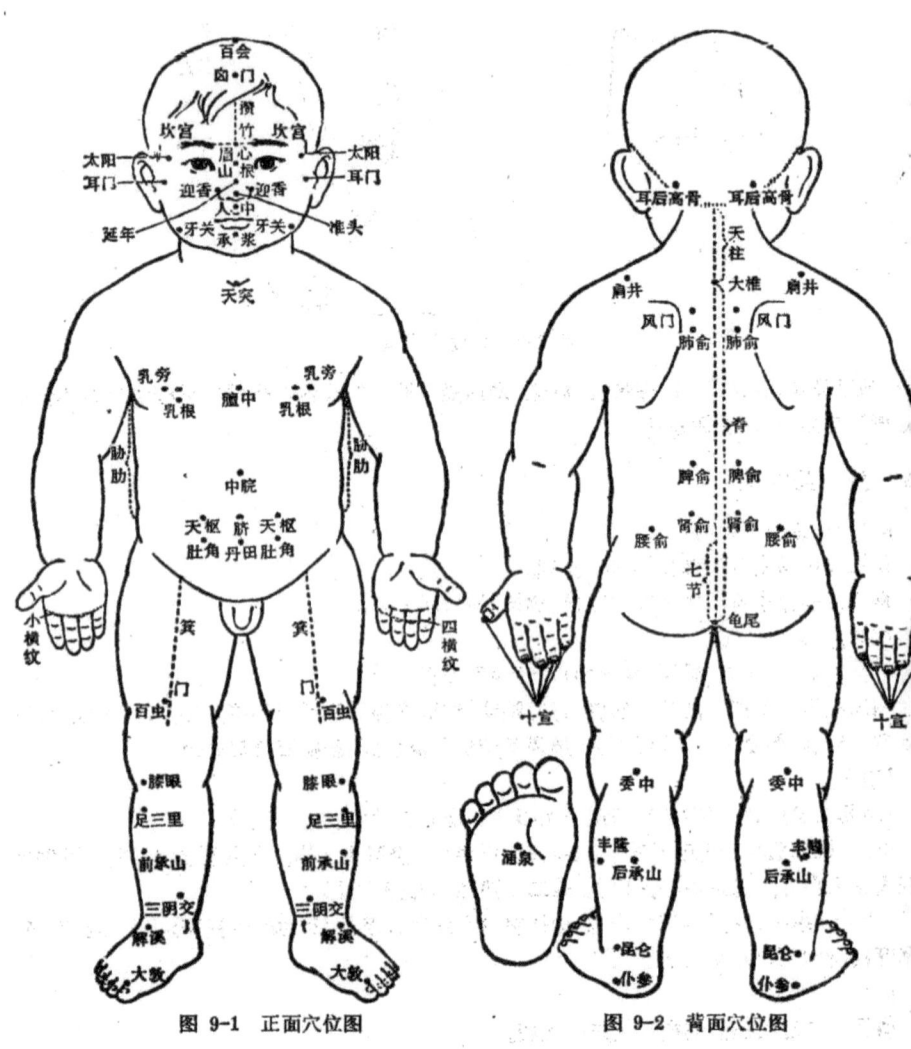

图 9-1　正面穴位图　　　　图 9-2　背面穴位图

184

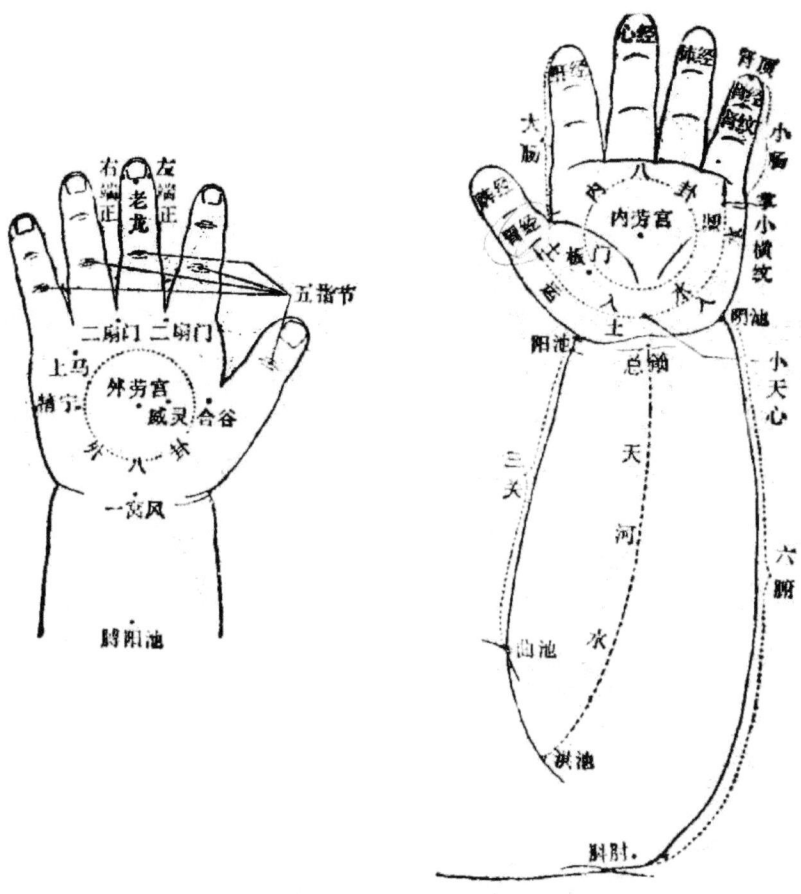

图 9-3 上肢穴位图

SOMMAIRE

Avant-propos 4
MASSAGE DE LA TETE ET DU VISAGE........................7
  Masser Zanzhu 攒竹 8
  Masser Kangong 坎宫 10
  Masser Taiyang 太阳 1VB 12
  Masser Shangen 山根 14
  Masser Renzhong 人中 26VG 16
  Masser Yingxiang 迎香 20GI 18
  Masser Yaguan 牙关 20
  Masser Xinmen 囟门 22VG 22
  Masser Baihui 百会 20VG 24
  Masser Fengchi 风池 20VB 28
  Masser Tianzhugu 天柱骨 30
  Masser Tiantu 天突 32
MASSAGE DE LA REGION DU THORAX 34
  Masser Shanzhong 膻中 17VC 35
  Masser Rugen 乳根 18E 37
  Masser Rupang 乳旁 39
  Masser Xiele 胁肋 41
  Masser Zhongwan 中脘 12VC 43
MASSAGE DE LA REGION ABDOMINALE 45
  Masser l'abdomen..46
  Masser le nombril 47
  Masser Tianshu 天枢 25E...48
  Masser Dantian 丹田 5VC (nom principal Shimen) 50
  Masser Dujiao 肚角 52
MASSAGE DU DOS..54

Masser Jianjing 肩井 21VB 55

Masser Dazhui 大椎 14VG 57

Masser Fengmen 风门 12V 59

Masser Feishu 肺俞 13V 62

Masser Pishu 脾俞 20V 64

Masser Shenshu 肾俞 23V 66

Masser Yaoshu 腰俞 2VG 68

Masser Jizhu 脊柱 (colonne vertébrale)..................... 70

Masser Qijiegu 七节骨 73

Masser Guiwei 龟尾.. 75

MASSAGE DES MAINS ET DES BRAS 77

Masser Pijing 脾经 (méridien de la rate) 78

Masser Ganjing 肝经 (méridien du foie) 80

Masser Xinjing 心经 (méridien du cœur).................... 82

Masser Feijing 肺经 (méridien du poumon)................. 84

Masser Shenjing 肾经 (méridien du rein) 86

Masser Dachangjing 大肠经 (méridien du gros intestin) 88

Masser Xiaochangjing 小肠经 (méridien de l'intestin
    grêle).. 90

Masser Shending 肾顶 92

Masser Shenwen 肾纹 94

Masser Sihengwen 四横纹 96

Masser Xiaohengwen 小横纹 98

Masser Zhangxiaohengwen 掌小横纹 100

Masser Weijing 胃经 (méridien de l'estomac) 102

Masser Banmen 板门 104

Masser Neilaogong 内劳宫 106

Masser Neibagua 内八卦 108

Masser Xiaotianxin 小天心 110

Masser Yunshui Rutu 运水入土...............112

Masser Yuntu Rushui 运土入水...............114

Masser Zongjing 总筋 116

Masser Dahengwen 大横纹...............118

Masser Shixuan 十宣...............120

Masser Laolong 老龙...............122

Masser Duanzheng 端正...............124

Masser Wuzhijie 五指节 126

Masser Ersanmen 二扇门...............128

Masser Shangma 上马...............130

Masser Wailaogong 外劳宫...............132

Masser Weiling 威灵...............134

Masser Jingling 精宁...............136

Masser Waibagua 外八卦...............138

Masser Yiwofeng 一窝风...............140

Masser Boyangchi 膊阳池...............142

Masser Sanguan 三关...............144

Masser Tianheshui 天河水...............146

Masser Liufu 六腑...............148

MASSAGE DES JAMBES ET DES PIEDS...............150

Masser Jimen 箕门...............151

Masser Baichong 百虫...............153

Masser Xiyan 膝眼...............155

Masser Zusanli 足三里 36E...............157

Masser Qianchengshan 前承山...............159

Masser Sanyinjiao 三阴交 6R...............161

Masser Jiexi 解溪 41E...............163

Masser Dadun 大敦 1F...............165

Masser Fenglong 丰隆 40E...............167

Masser Weizhong 委中 40V 169
Masser Houchengshan 后承山................................... 171
Masser Pushan 仆叁 61V 173
Masser Kunlun 昆仑 60V 175
Masser Yongquan 涌泉 1RN 177
REPERTOIRE THERAPEUTIQUE............................... 179

Edition : BoD - Books on Demand, 12/14 rond-point des Champs Elysées, 75008 Paris
Imprimé par Books on Demand GmbH, Norderstedt, Allemagne

Dépôt légal : décembre 2012

ISBN : 978-2-8106-2609-0